新装版

O型さん ダイエット

血液型ダイエット

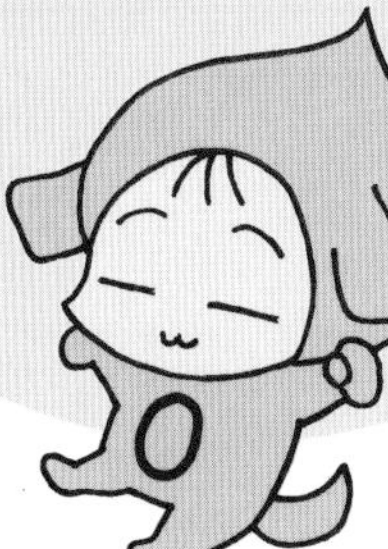

中島旻保 著

O型さんの「あるある!」NGダイエット

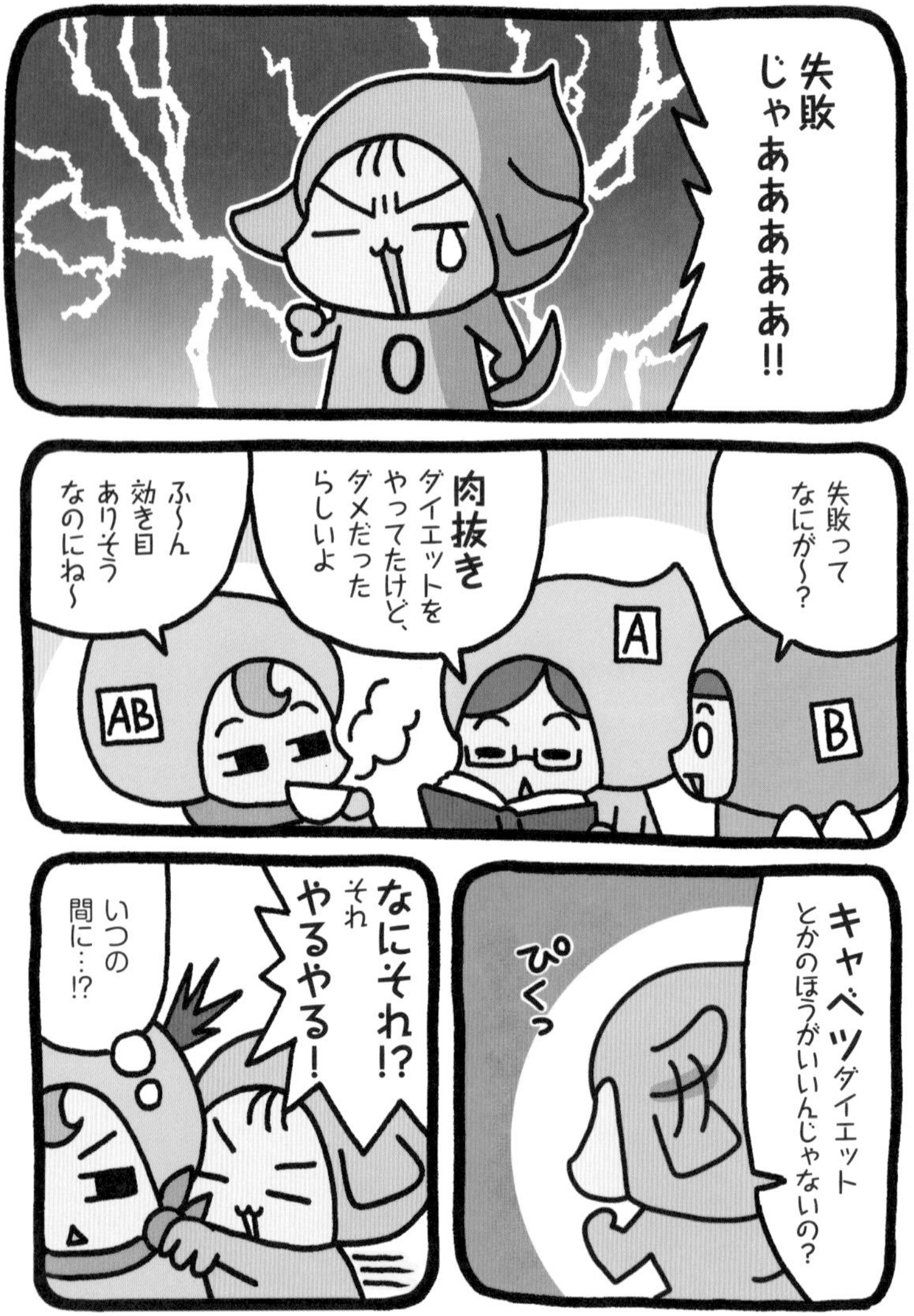

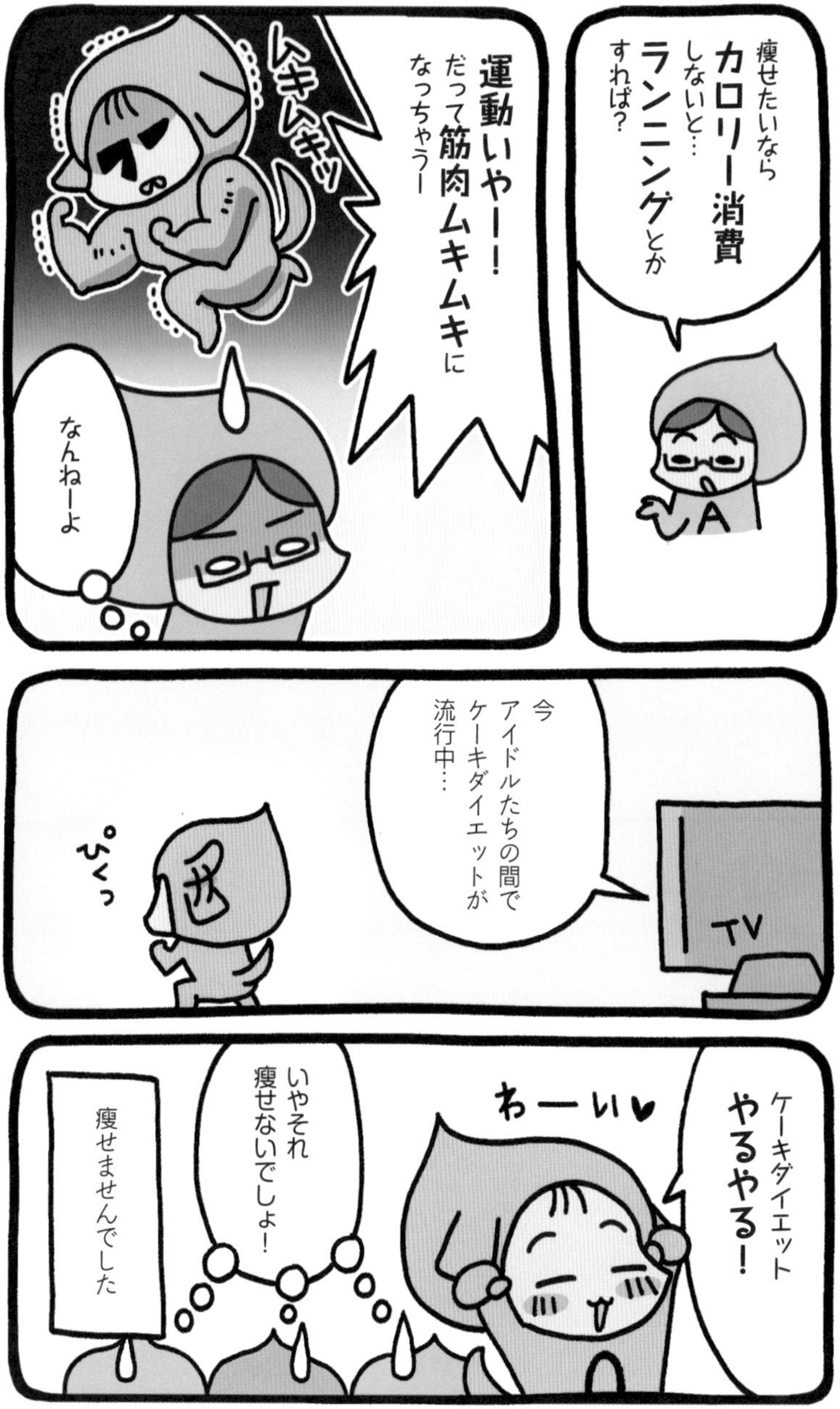
痩せたいなら カロリー消費 しないと… ランニングとか すれば？
運動いやーー！ だって筋肉ムキムキになっちゃうー
ムキムキッ
なんねーよ
今 アイドルたちの間で ケーキダイエットが 流行中…
TV
ぴくっ
ケーキダイエット やるやる！
わーい♥
いやそれ 痩せないでしょ！
痩せませんでした

血液型ダイエット

Contents O型さんダイエット

O型さんの「あるある！」NGダイエット …… 02

第1章 血液型と体の意外な関係

理論❶ 血液型が決めるのは性格だけじゃない！

痩せられないのは、血液型のせいかも！ …… 08
無理しないから続けられる！ 血液型ダイエット …… 10
ダイエットのヒントは血液型のルーツにあった！ …… 12

理論❷ 血液型ごとに合う・合わない食べ物がある

同じものを食べても、太らない血液型がある …… 14
カギを握るのは、食物に含まれる〝レクチン〟 …… 16
血液型ごとに合う・合わないレクチンが！ …… 17

理論❸ そのエクササイズ、実は合っていないかも？

血液型の〝性質〟を見極め効率的に痩せる …… 18
「血液型ダイエット」のメリット …… 20

第2章 O型さんの基礎知識

check!! O型さんをざっくり分析 …… 22

基礎知識❶ O型さんってこんな人

O型さんってどんな性格？ …… 23
O型さんの体の特徴は？ …… 24
O型さんが特に気をつけたい不調は？ …… 25

基礎知識❷ O型さんの食のガイドライン

O型さんの食の特徴は？ …… 26

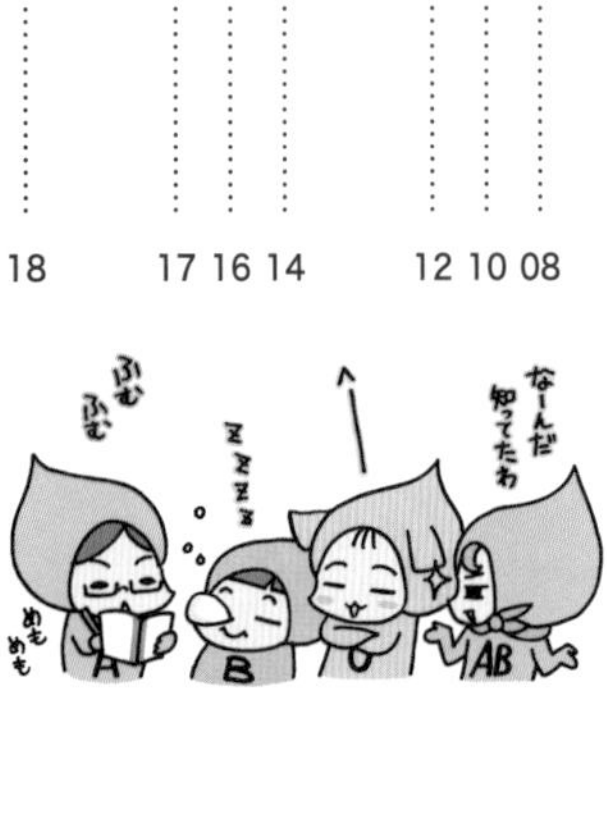

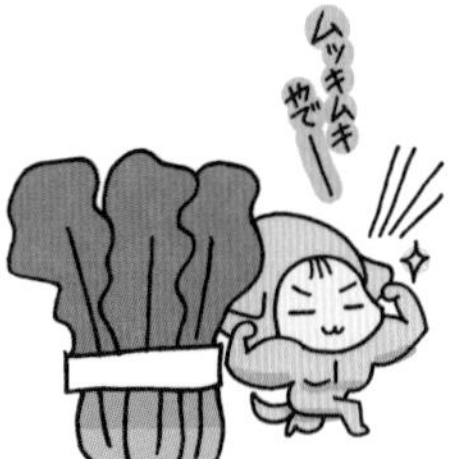

基礎知識③ O型さんに合う食材・合わない食材

O型さんが〝太りやすい〟／〝太りにくい〟野菜 …… 28

O型さんが〝太りやすい〟／〝太りにくい〟肉・魚 …… 32

O型さんが〝太りやすい〟／〝太りにくい〟穀類 …… 36

O型さんが〝太りやすい〟／〝太りにくい〟果物 …… 38

O型さんが〝太りやすい〟／〝太りにくい〟卵・乳製品 …… 40

O型さんが〝太りやすい〟／〝太りにくい〟豆類・ナッツ類 …… 42

O型さんが〝太りやすい〟／〝太りにくい〟油・調味料 …… 44

O型さんが〝太りやすい〟／〝太りにくい〟嗜好品 …… 46

第3章 食事で実践！ O型さんダイエット

check!! O型さんのダイエット料理をチェック！ …… 50

実践① 痩せやすい体をつくる食の心得

旬を意識した食事が基本！ …… 51

栄養の吸収を高める野菜の食べ方 …… 52

毒にあたらないための肉の食べ方 …… 53

甘いもの、お酒との付き合い方 …… 54

実践② O型さんのダイエット料理のポイント

O型さんのダイエット料理は？ …… 55

O型さんのベストな〝朝食〟〝昼食〟〝夕食〟の一例 …… 56

実践③ O型さんの太りにくいおやつ

O型さんの間食は？ …… 58

積極的にとりたいおやつ …… 59

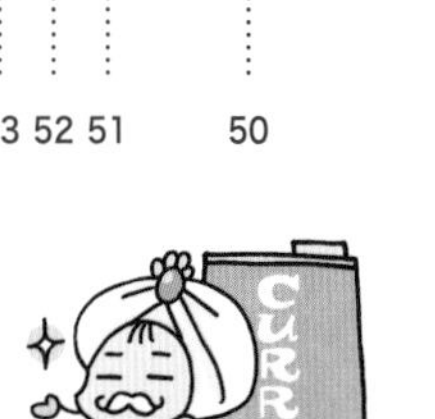

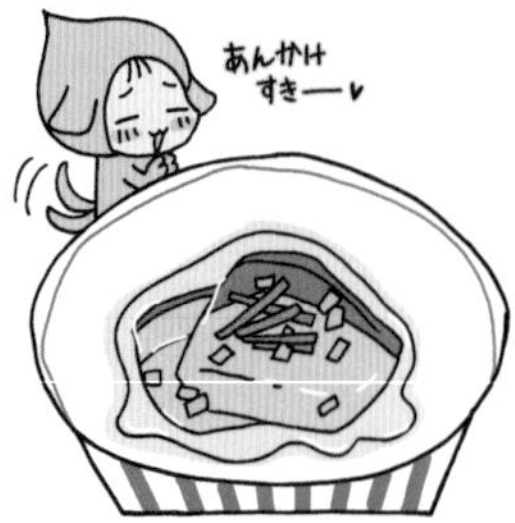

実践❹ O型さんの太りにくい外食
O型さんの外食ポイントは？ …… 60
迷ったらこれを選ぼう！ …… 61
実践❺ O型さんのダイエットレシピ
ラムカレー…62／ブリあんかけ…63／タラとカブのみぞれ丼…64／ライ麦オープンサンド…65／海藻サラダ…66／さつまいものきんぴら…67

第4章 O型さんの生活習慣ダイエット

check!! O型さんの生活ってこんなふうになりがちだけど… …… 70
生活習慣❶ O型さんのダイエット生活はこうしよう
O型さんのダイエットの心得 …… 71
生活習慣❷ O型さんにおすすめのエクササイズ
O型さんにぴったりなのは？ …… 72
O型さんにおすすめのスポーツはコレ！ …… 73
生活習慣❸ エクササイズの効果を高めるダイエットストレッチ
6カウントストレッチで体を伸ばそう！ …… 74
生活習慣❹ O型さんのストレス解消法
O型さんのストレスの感じ方は？ …… 76
O型さんにおすすめのストレス解消法 …… 77

Column

❶血液型の基礎知識 …… 48
❷O型さんにオススメのサプリメント …… 68
❸みんなのダイエット報告会 …… 78

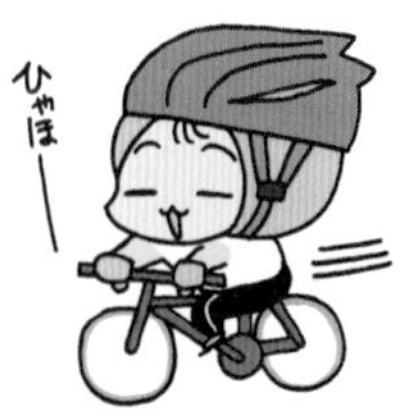

第1章

血液型と体の意外な関係

誰もがもつA、B、O、ABの４つの血液型。実はダイエットのカギを握るのがこの“血液型”です。健康で魅力的な体をつくる「血液型ダイエット」。まずはその理論を解説します。

理論

1

血液型が決めるのは性格だけじゃない！

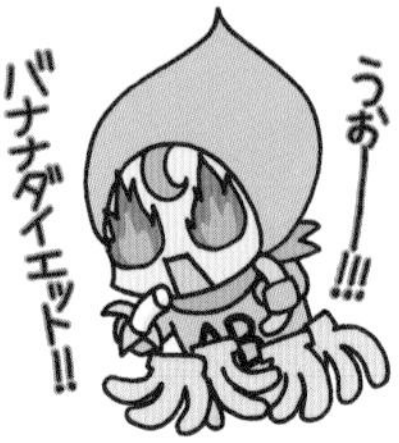

痩せられないのは、血液型のせいかも！

「あの人は私よりずっとたくさん食べてるのに、なぜ太らないの？」

「テレビで話題の○○ダイエット、私にはあまり効果がないのはどうして？」

そんなふうに疑問に思ったことはありませんか？

同じ量、同じものを食べても太る人と太らない人がいます。○○ダイエットを実践しても、痩せられる人と痩せられない人がいます。このような差はどうして出るのでしょうか？

それは、人間がそれぞれの体質をもっているからです。

Aさんは肉を食べるとすぐお腹に脂肪がついてしまう。でも、Bさんは肉を食べると代謝が上がり、体調もよくなる。そういうケースは珍しくありません。体質が違えば、ダイエット方法も同じというわけにはいかないのです。

「じゃあ、自分の体質はどうやって知ればいいの？」

そのカギとなるのは〝血液〟です。

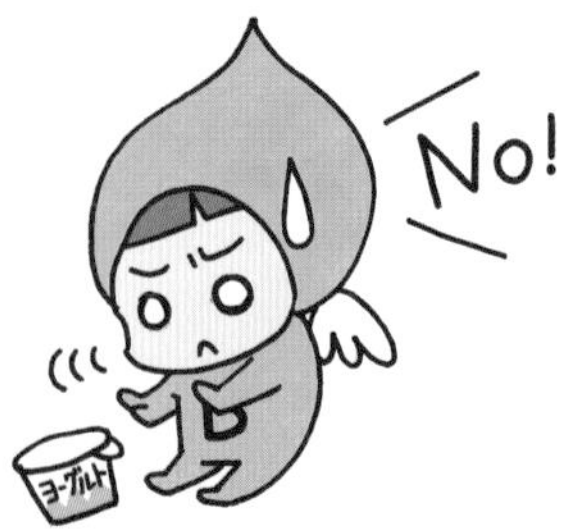

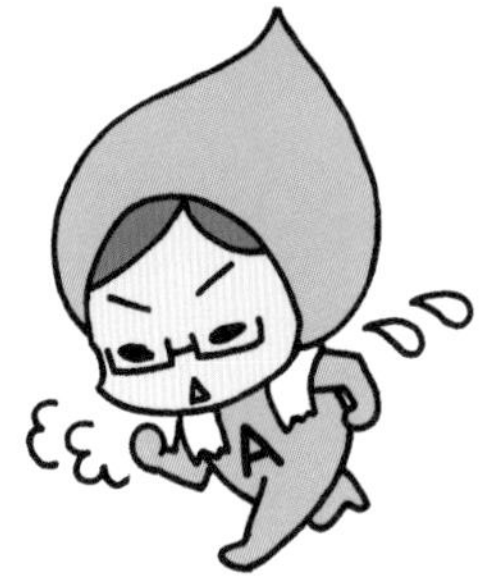

人は血液の流れによって生かされています。全身に酸素と栄養素を運んで健康体の源となる血液こそが、その人の体質を決めているのです。しかし、血液検査をして、すべての食材に対して自分の適性を調べようと思っても莫大な費用がかかるでしょう。まして、ダイエットのために血液検査をするのは、現実的とは言えません。

そこで、注目すべきは**〝血液型〟**です。

アメリカでは、以前から血液型による体質の分別法が広く研究されています。A型の人は何を食べると太りやすいのか、何を食べると太りにくいのか？　B型の人は？　O型の人は？　AB型の人は…？

本書の「血液型ダイエット」は、こうした研究結果に基づいて確立された食事療法を日本人向けに改良したものです。無理に食べたいものをがまんしたり、食べる量を減らしたりする必要はありません。**なるべく自分の血液型に合った食材を選ぶようにし、バランスのよい食生活を心がけるだけでいい**のです。

このダイエット法を実践すれば、あなたは少しずつ「健康的」で「引き締まった」体に変わっていきます。そして、「いつのまにか」「勝手に」体重が減っていることに気づくでしょう。

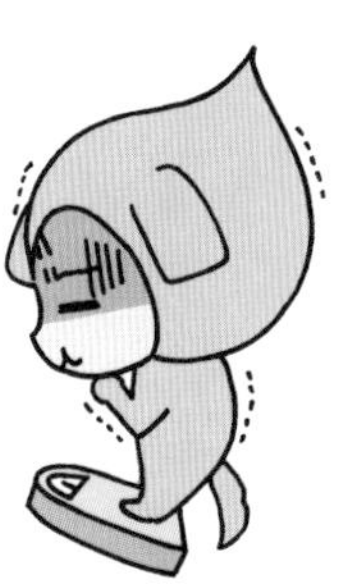

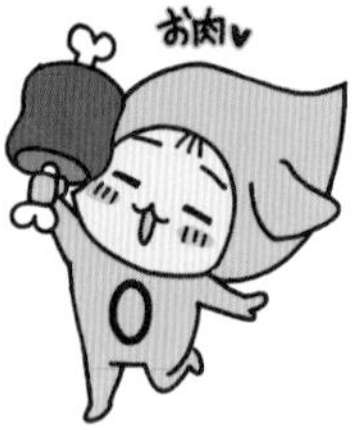

無理しないから続けられる！　血液型ダイエット

ダイエットをしようと考える人の多くは、まず食べる「量」を気にします。しかし、ダイエットにおいて本当に大切なのは「量」よりも「質」、つまり何を食べるかということです。

本書で解説する「血液型ダイエット」では食材を選んで食べることで、体をより健康にしていくことを目指します。そうすることで、**体を内側から活性化し、体がもっている本来の力で自然に代謝を高めていく**のです。その結果、無理に食べたいものをがまんしたり、食べる量を減らす必要もなく自然に痩せることができ、リバウンドの心配もありません。

「これまでどんな苦労をしてもダメだったのに、無理せず痩せられるなんて信じられない」と思う人もいるかもしれません。食事制限をして極端に摂取カロリーを落とす「食べないダイエット法」は、リバウンドをする可能性が非常に高いものです。しかし、体質を根本から整えていくことを目指す「血液型ダイエット」なら、約1週間、少なくとも1ヶ月もすれば、食事の量を減らさなくても、体重としても体のラインの変化としても、効果が表れてきます。

また、ダイエットにおいて体重やBMI（肥満指数）などの数値ばかりを気にする人もいます。しかし、人はそれぞれ顔が違うよう

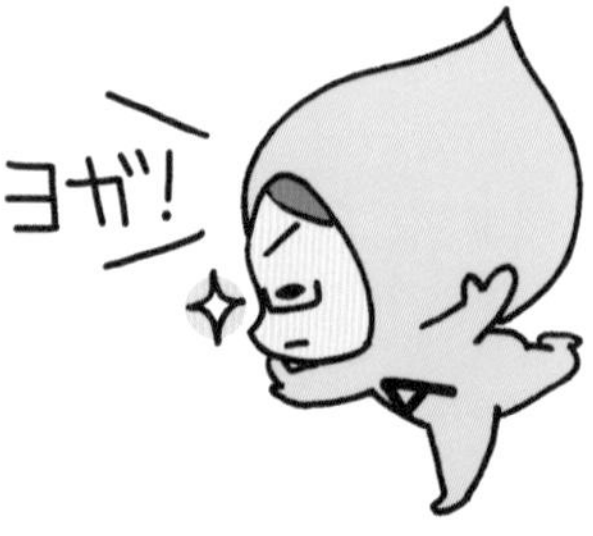

に、脂肪や筋肉の割合、骨密度も違います。数値はあくまであなたの体の状態を示すひとつの指標に過ぎません。

では、何を目標にダイエットをすればよいのでしょう?

それは**あなたの体の「見た目」**です。

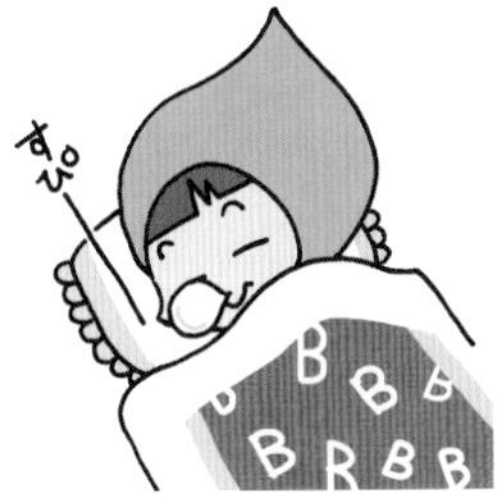

食生活の中でいろいろなことが間違っていれば、二の腕やお腹がダブついて太っていたり、肉と皮が骨にぶら下がっただけのように痩せていたり、体の形がいびつな状態になっているでしょう。運動せずに食事制限だけで痩せた場合、BMIでは痩せ型の部類に入っていたとしても、体の形は理想とはほど遠いということになります。

つまり、自分の体を知るには、数値よりも「見た目」が最良の方法と言えるのです。

「血液型ダイエット」には、これだけ食べていればよいというものや、逆にこれは絶対に食べてはいけないというものはありません。自分の血液型に合った食材を中心にバランスのよい「質」の高い食生活を実践するだけで、自然と体を引き締めていくことができます。その結果、自分が満足できる理想的な体型に近づくことができるでしょう。

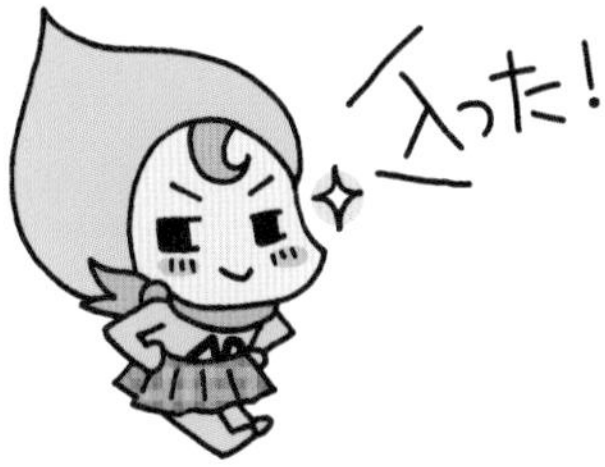

血液型のルーツにあった！

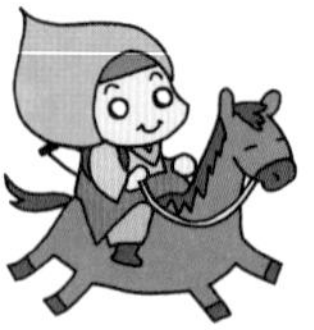

遊牧民族

約15000年前に誕生。馬に乗って移動しつつ生活し、主に保存食を食べた民族。

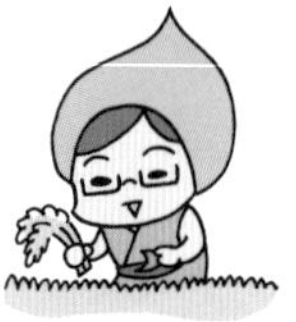

農耕民族

約20000年前に誕生。農耕を始めて、穀物や農産物を食べた民族。

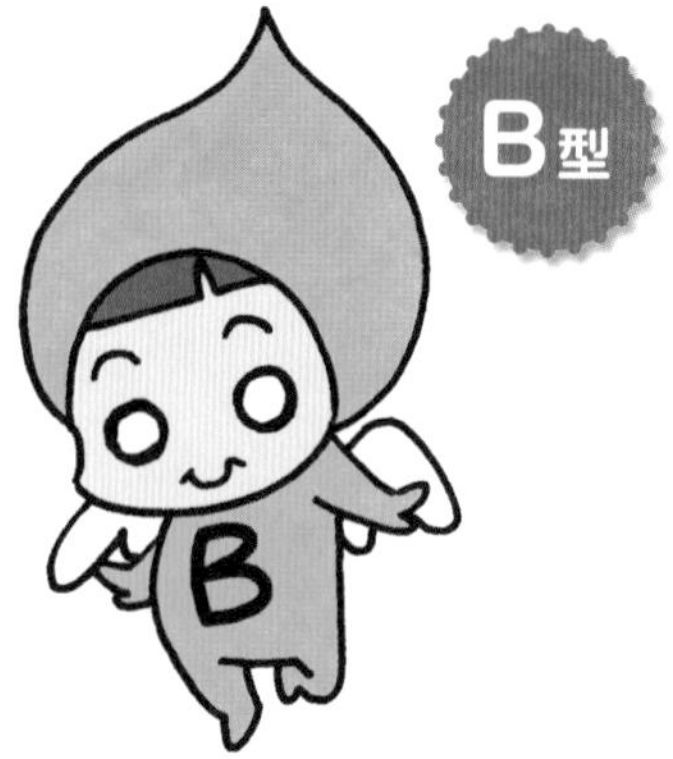

羊肉や乳製品が合う体質

遊牧民族の性質を受け継いでいるので、羊肉や牛乳、ヨーグルトといった乳製品が体に合っている。他の血液型と比べて環境の変化に強く、体が丈夫。

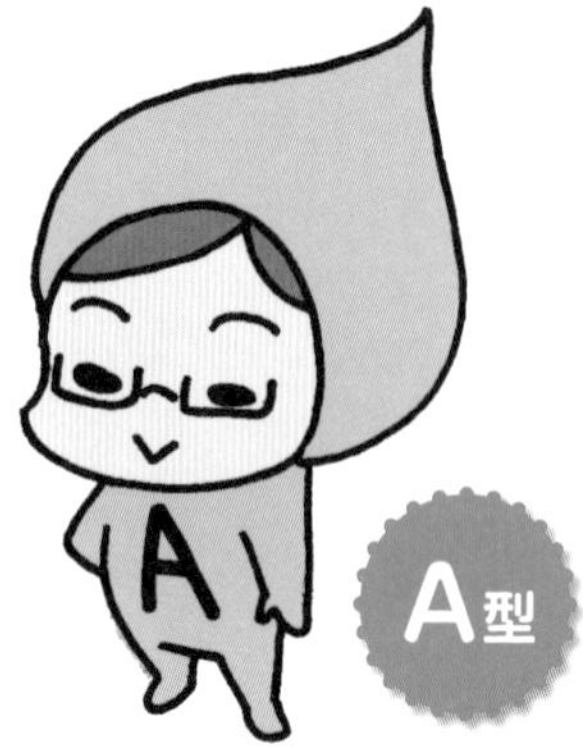

野菜や米に適した体質

日本人の中で一番多い血液型。農耕民族の性質をもっているので、植物性の食べ物と相性がよい。肉よりも野菜、小麦よりも米が合う。

地球上で最初に生まれたのはO型

人間の血液型は大きくA、B、O、ABに分類できます。4つの血液型は、人類の進化と深い関わりがあるのです。

世界で最も多い血液型と言われているのはO型。約40000年前、アフリカ大陸に現在の人類のルーツと言われるクロマニヨン人が現れました。

彼らのほとんどはO型だったと考えられ、「狩猟民族」である彼らは肉を食べて生活していました。

紀元前25000年から15000年頃には、アジアから中東の地域にA型の「農耕民族」が生まれました。彼らは穀物や農産物に対する耐性をもち、

ダイエットのヒントは

混合民族

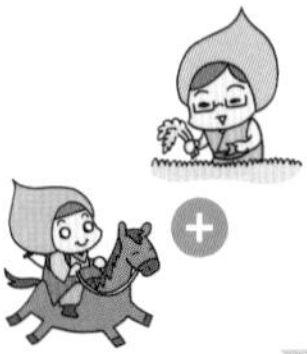

約1000年前、A型とB型の混血として現れた比較的新しいタイプの民族。

狩猟民族

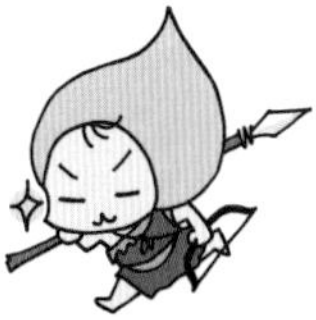

約40000年前に誕生した最初の人類。獣を狩って食べていた民族。

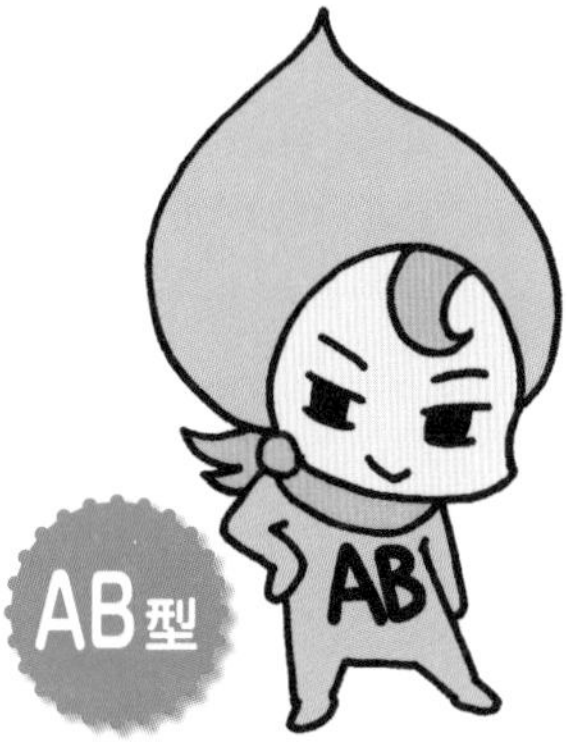

農耕＋遊牧民族の体質

世界で一番少なく、一番新しい血液型。A型とB型、両方の性質を受け継いでおり、食生活の変化にも臨機応変に対応できるという特徴がある。

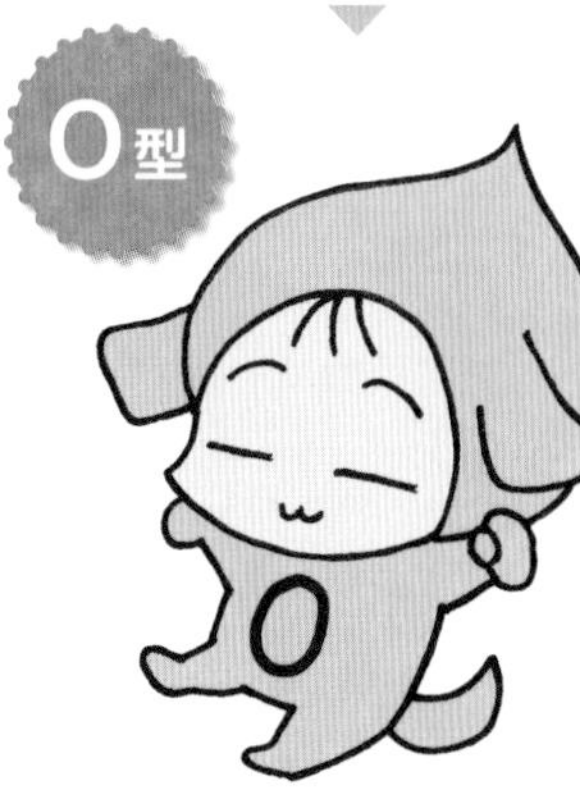

肉を食べても太らない体質

世界で一番多い血液型。狩猟民族は雑菌やウイルスなどが発生しやすい肉に対して耐性をもっていたため、O型は肉を食べても太りにくい。

狩猟時代とは異なる消化器官、免疫系をもつ民族として発展したのです。

そして紀元前15000年から10000年頃、現在のパキスタンやインド周辺のヒマラヤ山岳地帯でB型の遊牧民族が誕生。彼らは家畜の干し肉や乳製品など保存食からタンパク質をとる体質となっていきました。

最後に現れたのがAB型です。AB型が世界的に見ても5%以下と非常に少ないのは、1000年から1200年ほど前までは存在しなかった、比較的新しい血液型だからと言われています。A型とB型の混血によって誕生したAB型は「混合民族」。A型とB型両方の特徴を受け継いだ、バランスのいい血液型と言えます。

理論

2

血液型ごとに合う・合わない食べ物がある

同じものを食べても、太らない血液型がある

４つの血液型にはそれぞれの性質があり、相性が合う成分と合わない成分があります。「体にいい」「痩せる」と思って、**自分の血液型にとって合わない「毒」となる食べ物を毎日食べてしまうと、体のバランスは崩れます。**

「食物アレルギー」は、本来は害がない食べ物に、体が過剰に反応することで起こると言われています。人の体は一度「異物」と判断すると、思いも寄らぬ反応を引き起こしてしまうことがあるのです。

実はこれと同じことが、血液型ごとに異なる私たちそれぞれの体にも起こっています。たとえ同じ食材であっても、ある血液型にとっては体の「栄養」となり、ある血液型にとっては危険な「毒」となることがあり得るのです。そして、知らないうちに食べている「毒」は私たちの気づかない間に体に蓄積され、過剰摂取されてしまう危険性があります。つまり、**自分の血液型にとって何が「栄養」となり「毒」となるのか？　それを知っておくことが、食生活とダイエットのうえで非常に大事なこと**だと言えるのです。

話題のダイエットが万人に効くとは限らない？

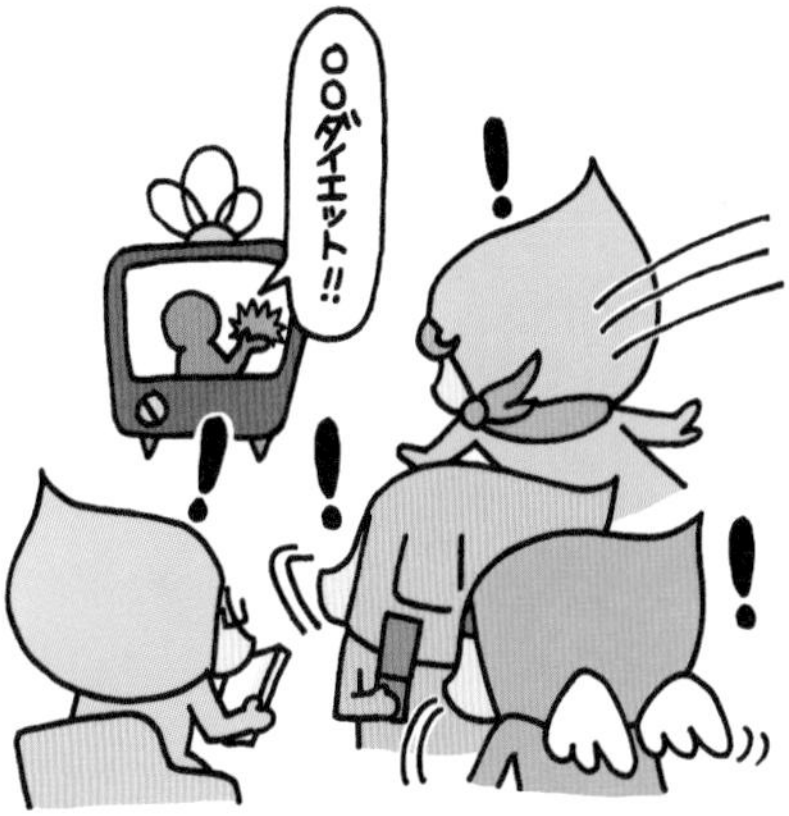

「○○さえ食べれば痩せる」と説く単品ダイエットは世の中に数多くあります。しかし、「○○を食べていたらかえって太った」「食べ過ぎて下痢をしてしまった」という人もいます。それは血液型によって「栄養」にもなり「毒」にもなる食材だからです。自分の体質に合わない単品ダイエットを続けると、かえって体に悪い影響を及ぼす場合があるので十分注意が必要です。

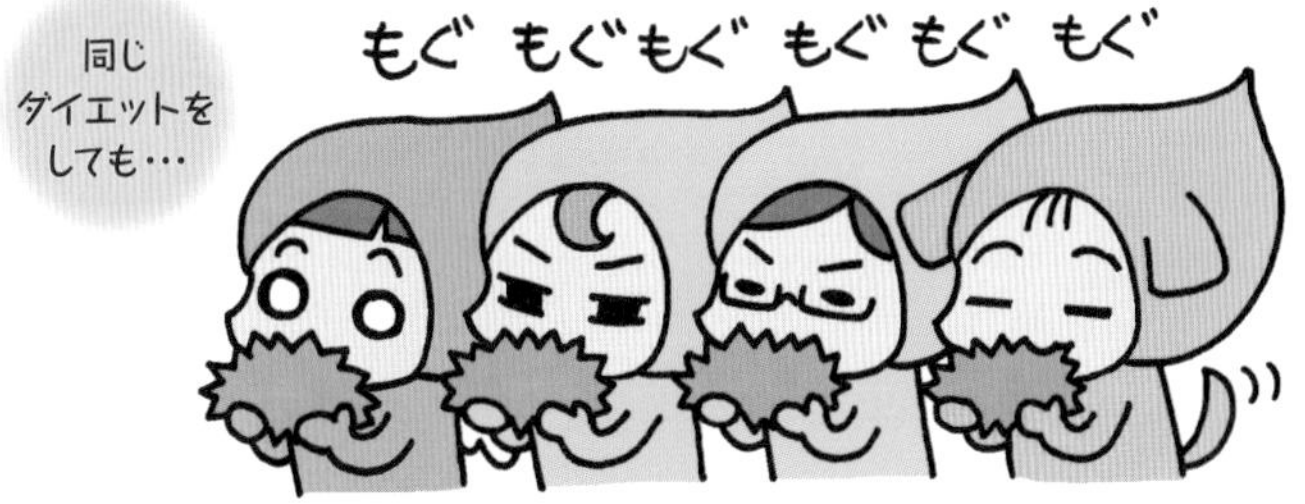

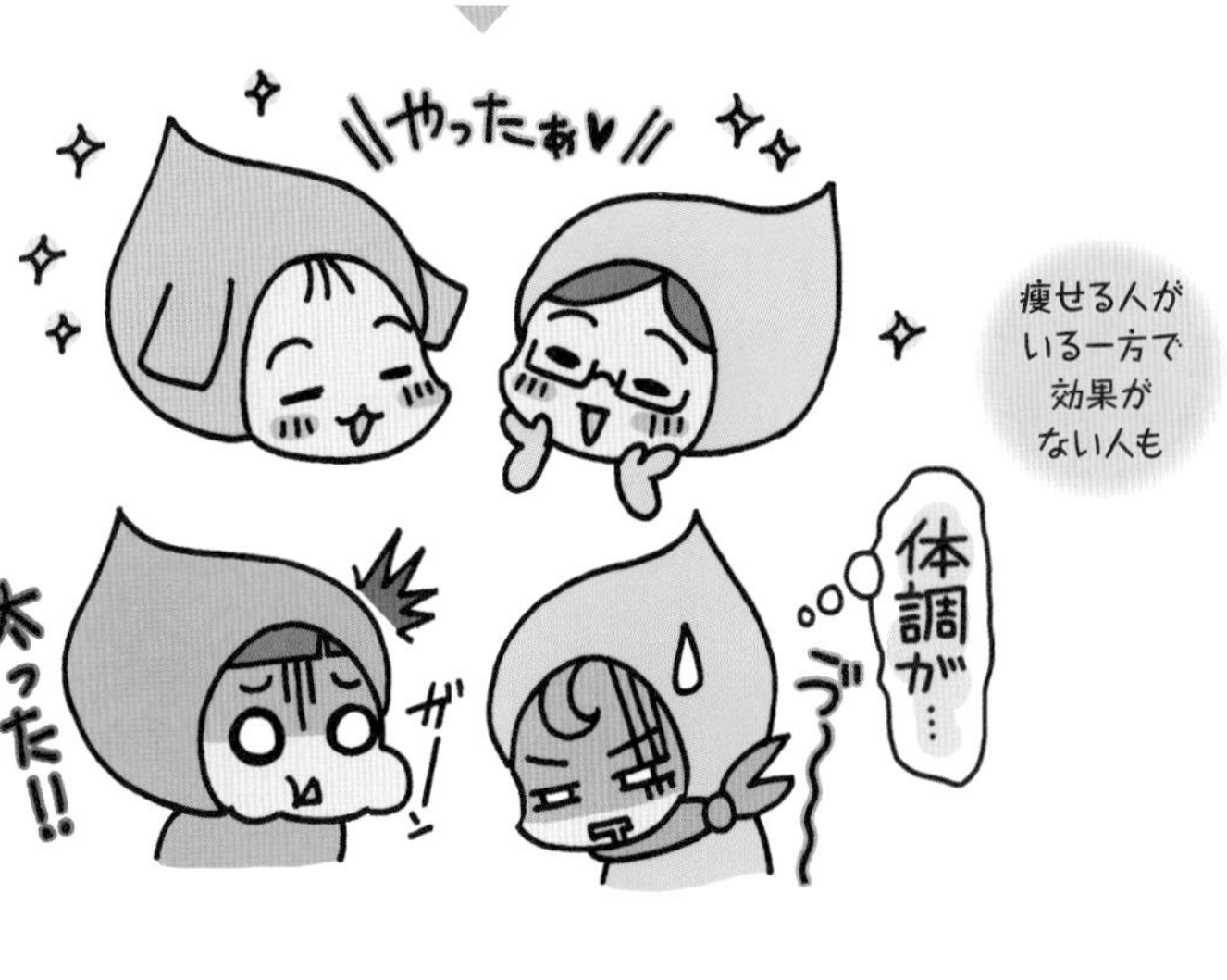

カギを握るのは、食物に含まれる“レクチン”

食材が「栄養」となるか「毒」となるか、血液型との相性を決めるのは、**食べ物に含まれるレクチンというタンパク質**です。

レクチンは１８８８年、ひまし油などの原料にもなるヒマの実から発見されました。ヒマの実から抽出した成分と血液を混ぜると、レクチンが糊《のり》のような役割をし、赤血球と赤血球をくっつけることで血液が凝集してしまうことがわかったのです。さらに研究が進むと、**この血液の凝集反応はそれぞれの血液型によって起こる場合と起こらない場合があることも判明**しました。

レクチンはほとんどの食べ物に含まれ、いくつかの種類があります。その中で、自分の血液型と合わない「毒」となるレクチンを多く摂取してしまうと、血液中で赤血球同士が結びつけられて凝集を起こすため、血液がドロドロになります。すると脂肪がたまりやすくなったり、むくみ、疲れなど体の不調を引き起こす原因となります。また、血液中の中性脂肪、悪玉コレステロールなどが増え過ぎて血液の流れが滞ると、ひどいときには血管の壁に脂肪がこびりついたような状態となる「脂質異常症」となり、動脈硬化などを引き起こすこともあります。

自分の血液型に合ったレクチンをとって血液がきれいになれば、細胞は体のすみずみまで自分の体に合った栄養素で満たされます。すると体が引き締まり、お肌もきれいになっていくのです。

血液型ごとに合う・合わないレクチンが!

合わないレクチンは太る元凶になる

例えばバナナのレクチンはB型の体質に合いますが、A型やAB型には合いません。鶏肉のレクチンはA型には合いますが、B型には合わず、コーヒーのレクチンはA、AB型には合い、O型にはNG。体質に合うレクチンを含む食材は体の代謝を上げるので太りにくく、合わないレクチンを含む食材は、体の機能を妨げ、太る原因となります。

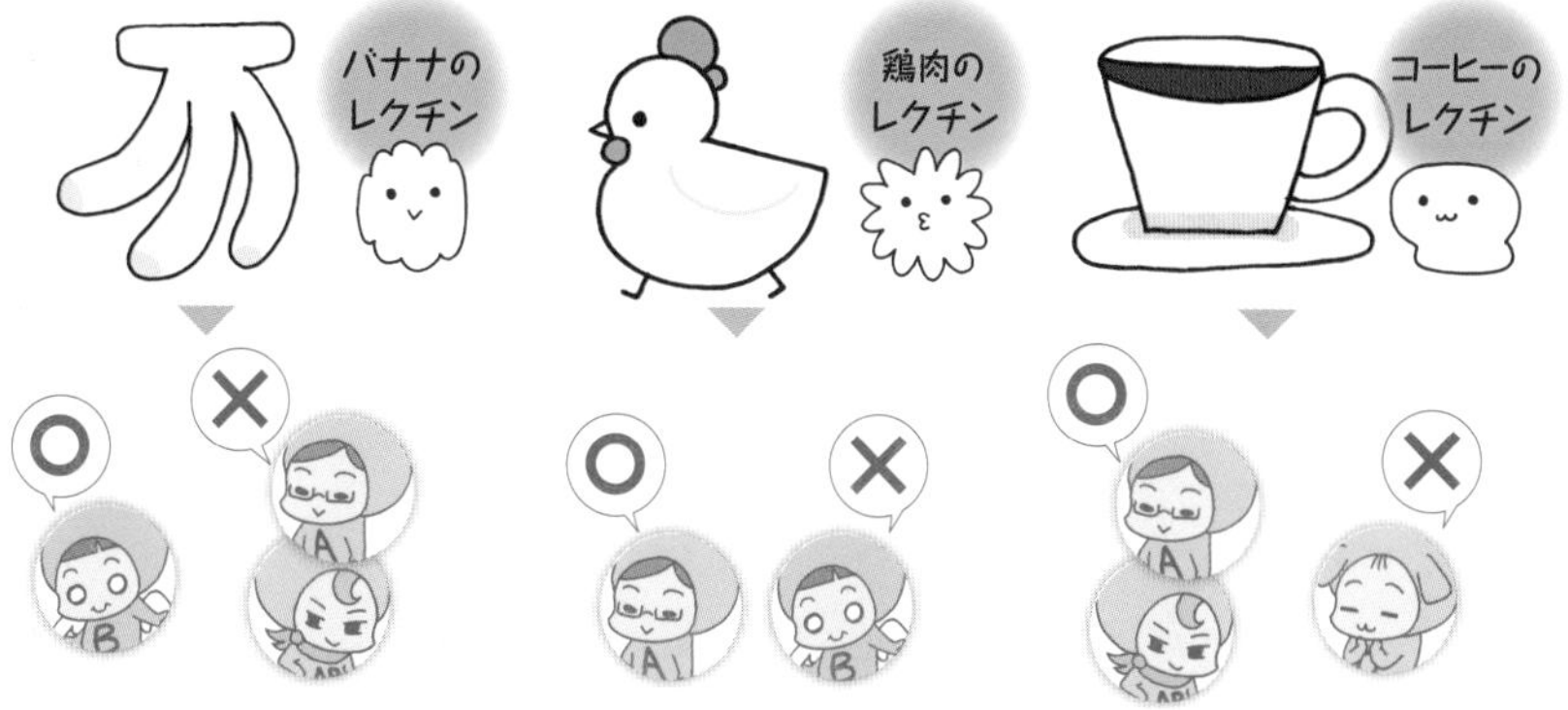

体質に合わない食べ物も2～3割食べてよい

基本的に体質に合わない食べ物も、普段から適度にとる分には問題ありません。例えば、「合うもの」を普段5食べているのであれば、1か2増やして食べ、「合わないもの」を5食べていたら、1か2減らして食べるとよいでしょう。1週間の中で「合うもの」「合わないもの」を7対3か8対2くらいの割合でとるようにイメージしてください。

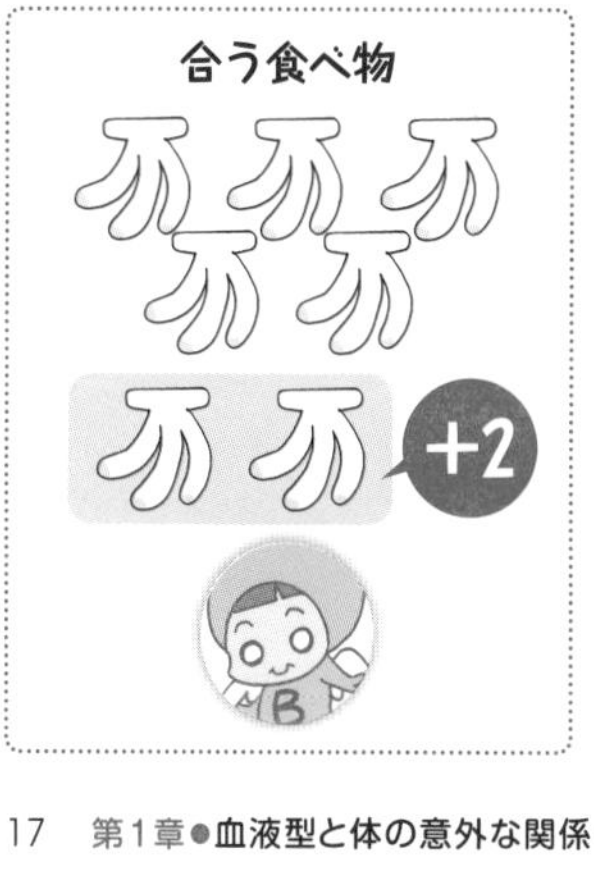

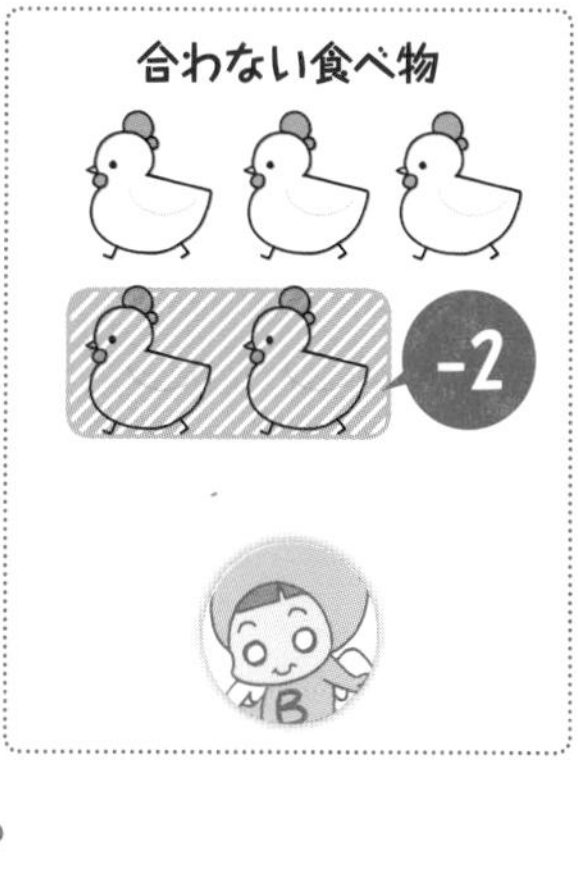

詳しくはP28から!

理論

3

そのエクササイズ、実は合っていないかも？

血液型の“性質”を見極め効率的に痩せる

体質に合う食生活を続けていけば、自然と血液の質が高まるため、次第に血流がよくなり、体中の細胞が活性化されて、余計な脂肪が排出されます。これに加えて、運動を取り入れるとさらにダイエットの効果が倍増します。

世間にはダイエットに効くとされる〝○○エクササイズ〟といったものがたくさんあふれています。テレビで大々的に紹介され、タレントがそのエクササイズで痩せたとアピールしていたとしても、その方法が誰にも効果てきめんとは限りません。バランスのとれたきれいで健康的な体をつくるためには、体質に合う食べ物を選ぶと同時に、**自分の血液型に適した運動を取り入れることが大切**です。

なぜなら血液型の性質によって運動にも向き不向きがあるからです。A型ならゆったりとした運動、B型なら心と体に効くスポーツ、O型ならハードなトレーニング、AB型ならリラックスできる有酸素運動が特に有効です。食事だけでなく、ぜひ自分の血液型に合うエクササイズを実践してみてください。

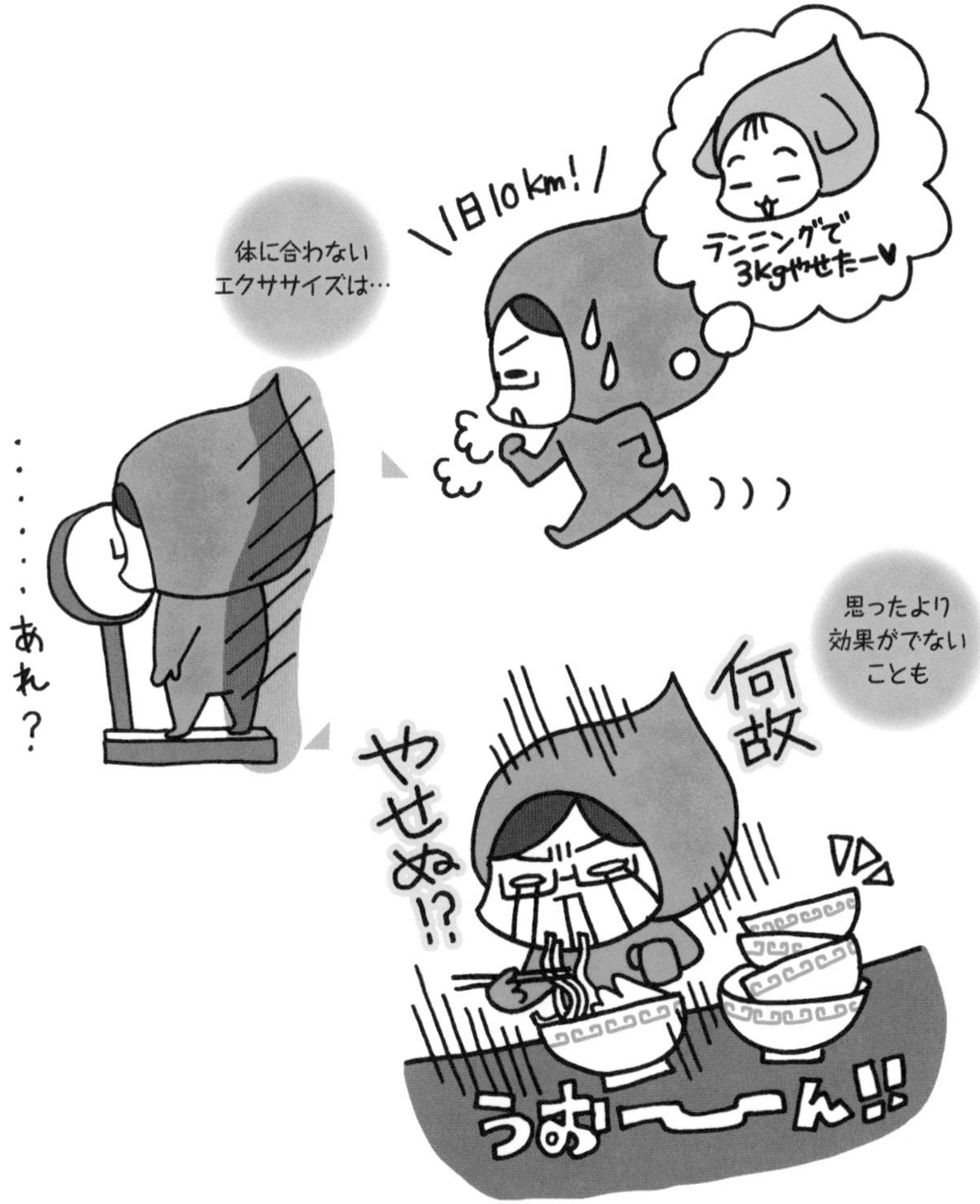

エクササイズの効果も血液型によって異なる

詳しくはP72から！

例えば、A型の人が毎朝、何キロもジョギングする激しいトレーニングをしても、成果が出ないことがあります。なぜなら、「農耕民族」のA型は胃腸が繊細で体にストレスがたまりやすく、性格も真面目で頑張り過ぎてしまう傾向があるので、ハードな運動ではかえって体に負担をかけてしまうことになるからです。同様に他の血液型についても合う・合わないエクササイズがあります。

「血液型ダイエット」のメリット

1　食べていい食材がたくさんあるので挫折なし！

▶ 好きなものがまったく食べられない、いくら続けても苦しいばかりとなると、ダイエットは長続きしないもの。「血液型ダイエット」には絶対に食べてはいけないものはありません。いろんなものを食べて食事を楽しむことができるので、挫折せずに続けられます。

2　体重が減るだけでなく理想のスタイルになれる！

▶ 食事の量を減らすだけのダイエット法では、体重は減ってもバランスのよい美しいボディラインになれるとは限りません。体の中から代謝を促していく「血液型ダイエット」なら、体のラインも引き締まり、理想のスタイルに近づけます。

3　バランスのとれた食生活で心も体も健康になれる！

▶ 少しくらい体に悪いものを食べてしまっても、その後に何日か体によいものを中心に食べていけばOK！ 毎日の食生活の内容をバランスよく改善していくことによって、心も体も自然と気持ちよく、健康的になっていきます。

4　無理なく痩せられるのでリバウンドなし！

▶「血液型ダイエット」では食べたいものを無理にがまんする必要がないのでストレスもなく、無理せず痩せられます。ただ摂取カロリーを減らすダイエットと違い、反動でかえって食べ過ぎてしまうということがないので、リバウンドの心配もありません。

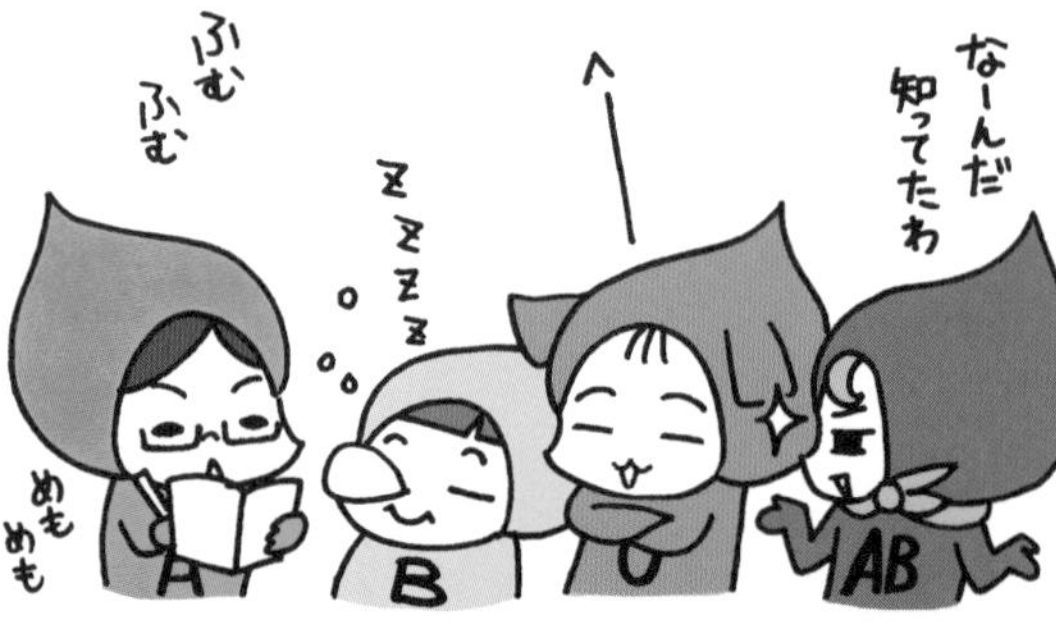

第2章

O型さんの基礎知識

異なる先祖をもつA、B、O、AB型は、基本となる体質や性質にも違いがあります。ダイエットをより効率的に行うために、まずは自分の体やマインドの特徴を押さえましょう。

check!! O型さんをざっくり分析

狩猟民族系のO型は、エネルギッシュな行動派タイプ。
肉を食べて体のエネルギーに変えるパワーがあります。
ダイエット成功のポイントは、ずばり「肉」です。

Mind

行動力があり負けず嫌い

▶ 詳しくは P23へ!

Food

いろんな肉と相性がバツグン!

▶ 詳しくは P26へ!

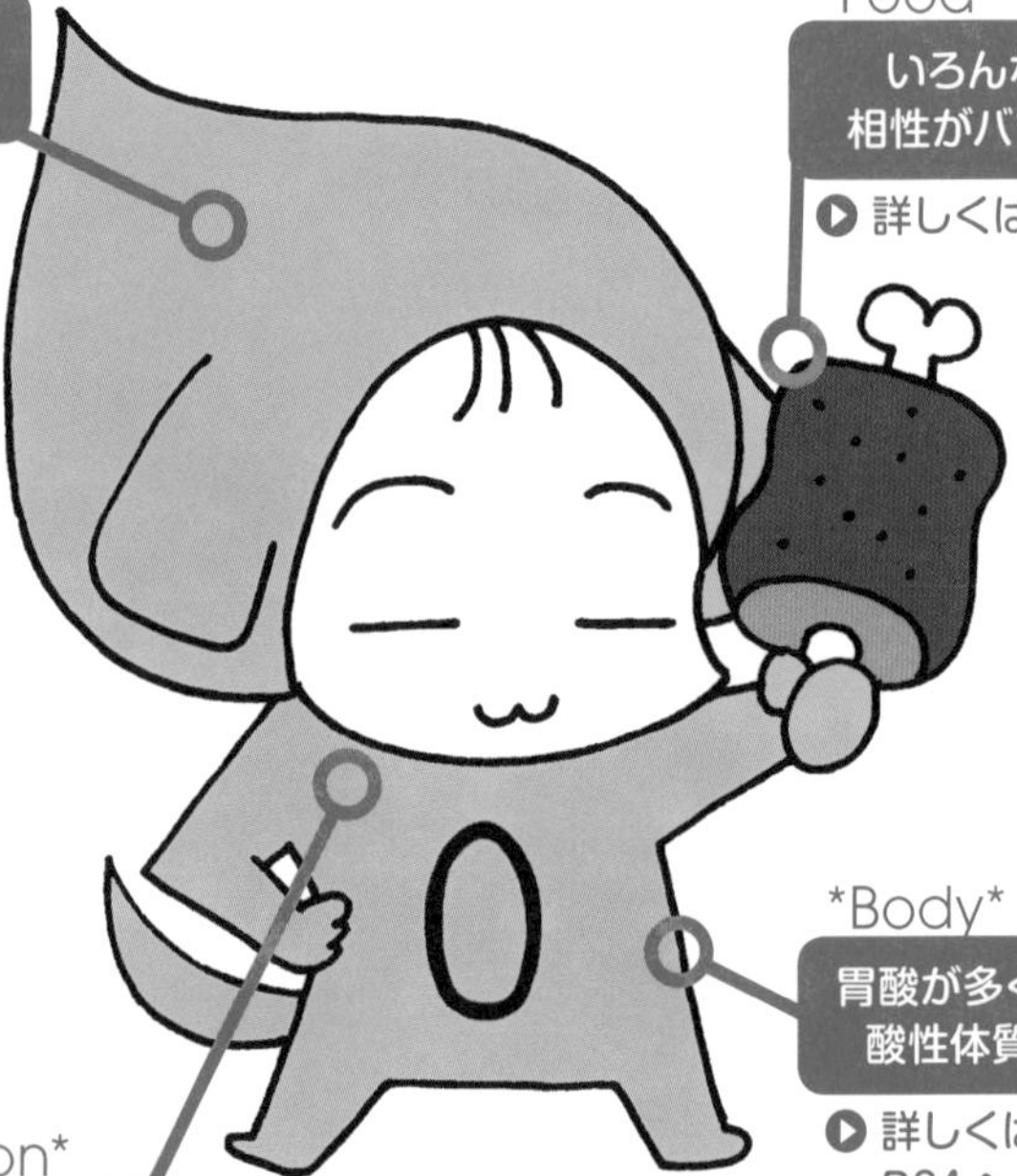

Body

胃酸が多く、酸性体質

▶ 詳しくは P24へ!

Condition

甲状腺が弱い…

▶ 詳しくは P25へ!

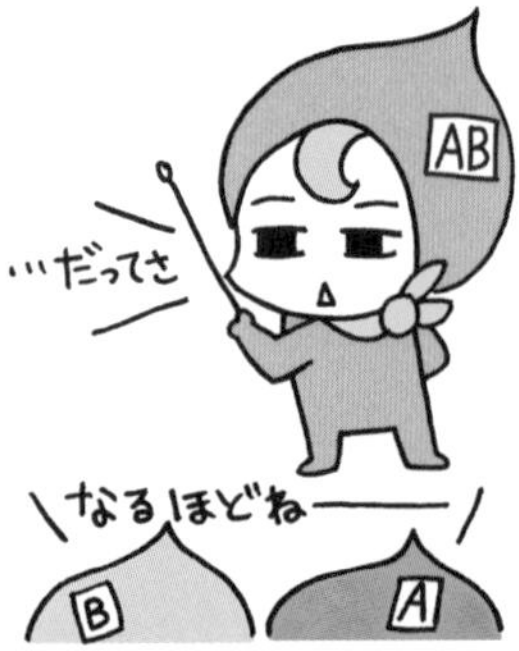

基礎知識 1

O型さんってこんな人

まずは自分の血液型の性格や体の特徴や体調、マインドを改めて振り返ってみましょう。思い当たる項目をチェック！

Q O型さんってどんな性格？

▶エネルギッシュで好奇心旺盛 A

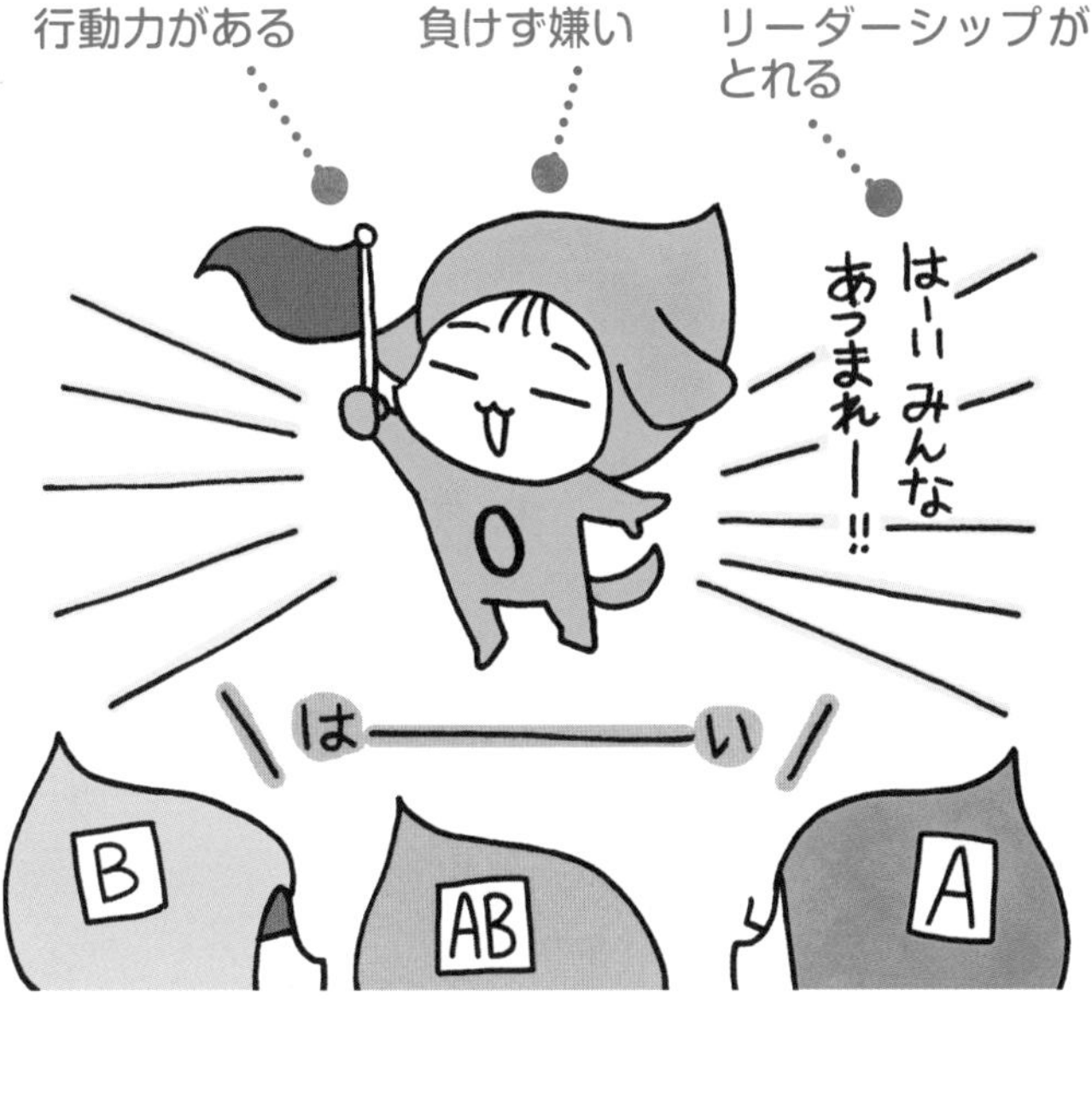

目標に向かって全力疾走 負けず嫌いな性格

狩猟民族を祖先にもつO型は、勇敢でエネルギッシュな行動力にあふれています。負けず嫌いで、自己主張が強い反面、情が深いのもO型の特徴です。

また、O型は狩猟生活で培われた決断力とサバイバル精神があり、集団の中でもリーダーシップを発揮できます。同時に、ひとつの目標に集中して、その達成のために全力を尽くします。しかし、いったん目標を見失うと、やる気をなくして注意力散漫になる傾向もあります。

O型さんの体の特徴は？

▶肉を食べても太りにくい！

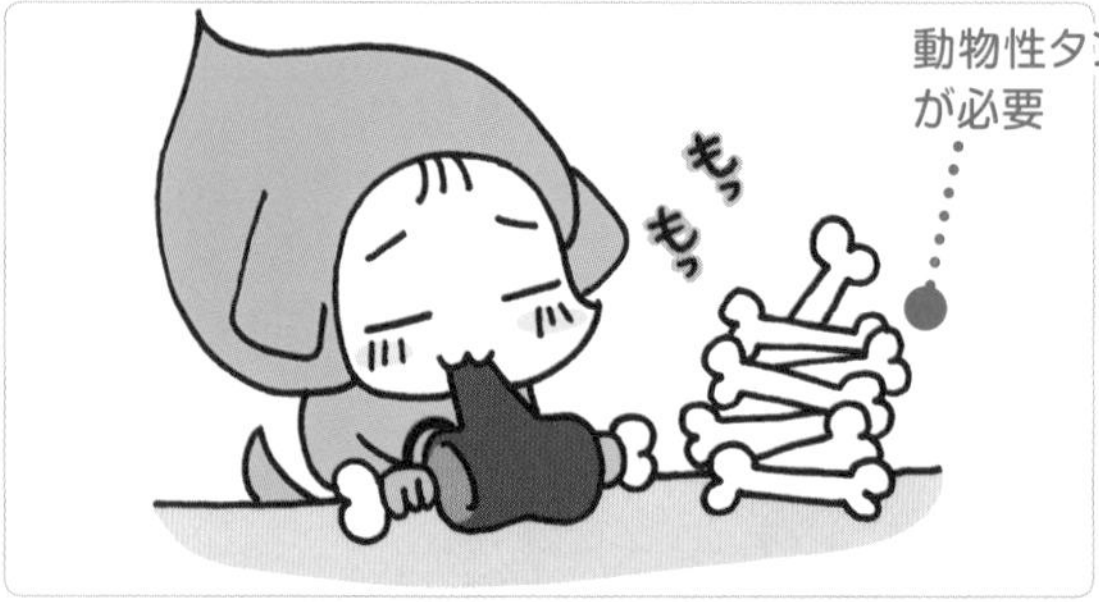

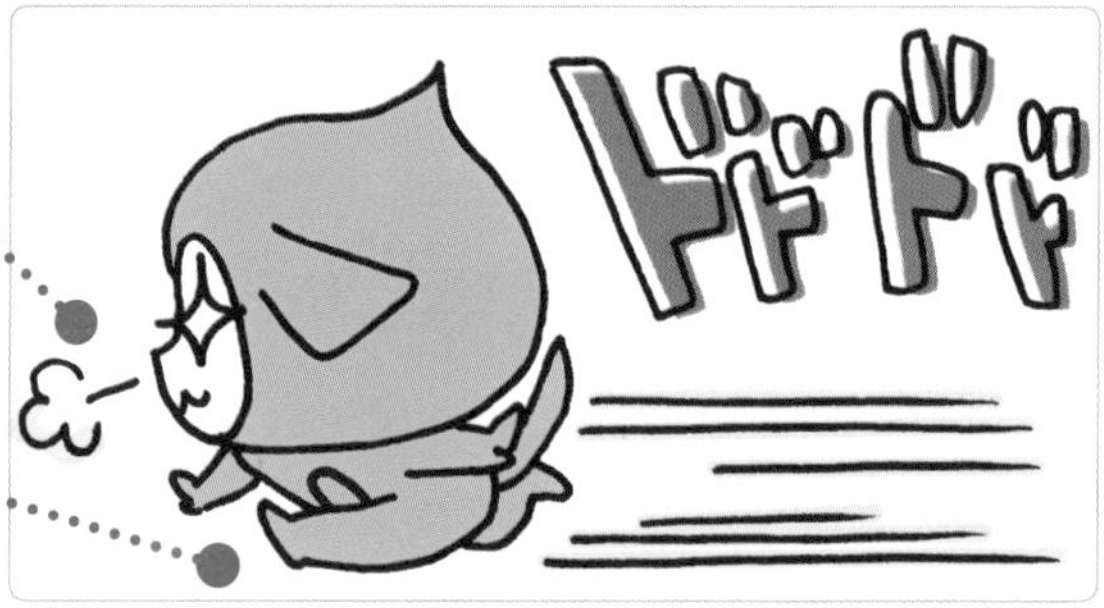

狩猟民族系のO型は肉を食べれば健康になる

「狩猟民族」の性質を受け継ぐO型は、獲った獣の肉をそのまま生で食べて生きながらえることができた強靭な肉体に宿った血液です。そのため、消化器系や免疫系が強く、肉類を中心とした食生活が合っており、A型とは正反対の性質。O型は肉類に含まれる動物性タンパク質を上手に体に取り込めるので、肉を食べても太りにくいと言えます。また、もともと酸性体質なので、酸性の肉類をとることは、体のバランスを整えていくうえで非常に重要です。

　また、本来大変強い肉体をもっているO型は、激しい運動にも適した体質です。

Q O型さんが特に気をつけたい不調は？

▶胃酸の出過ぎと甲状腺系の病気に注意！ A

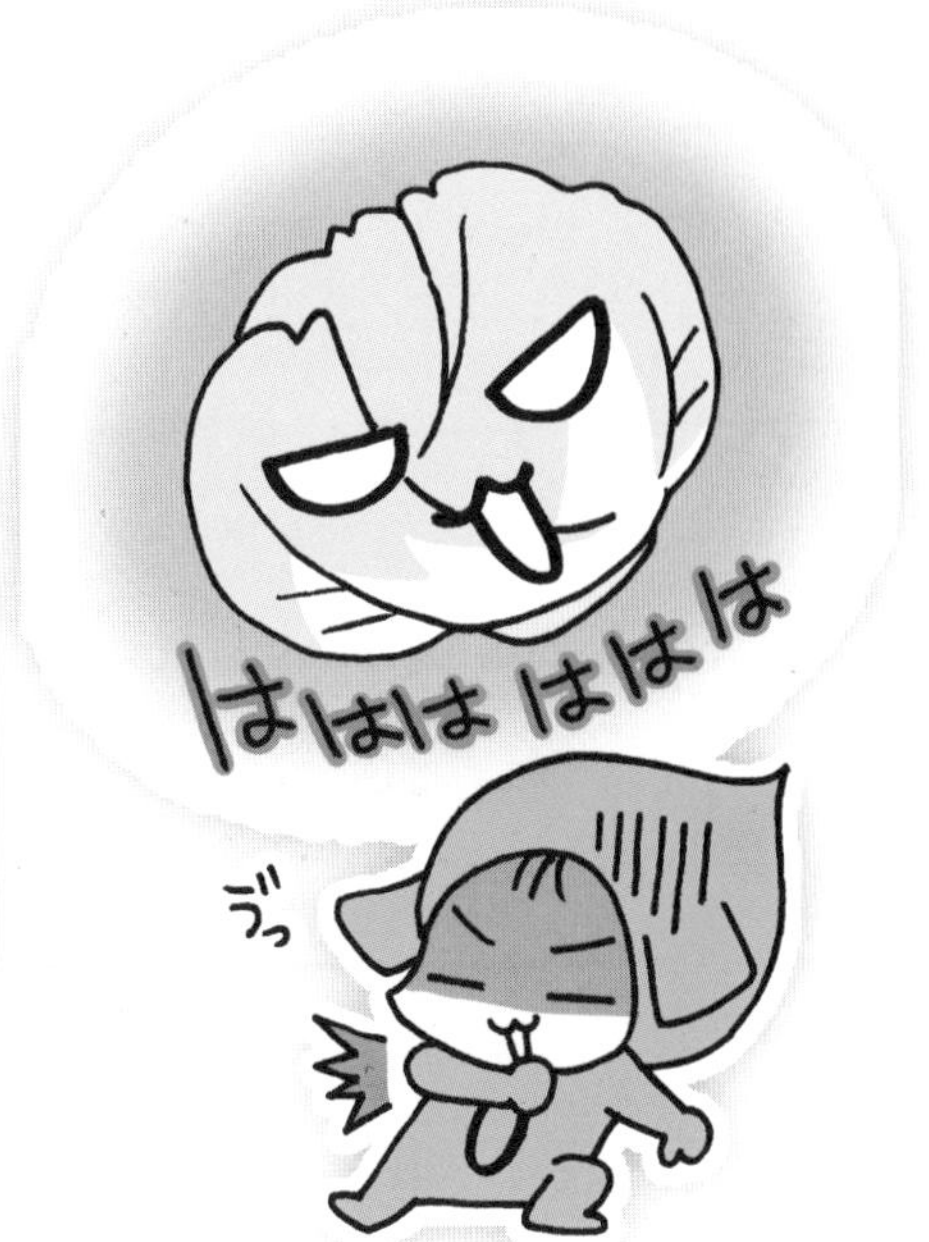

こんな病気になりやすい！

- 胃潰瘍
- 逆流性食道炎
- 代謝不全
- 甲状腺機能低下症

胃酸過多になると危険 甲状腺の病気にも注意

消化器系が強いO型ですが、もともと胃酸が多い体質なので、胃酸過多になると胃壁に炎症が起こったり、潰瘍ができやすくなったりします。

さらに免疫が非常に強く、ウイルスなどの感染症にかかりにくい一方、代謝不全を起こしやすかったり、発汗異常などの代謝の疾患にかかりやすいという側面があります。

また、O型は運動すればするほど体が活気づく強い体をもっています。しかし、甲状腺ホルモンの分泌が少なく、ヨードを十分につくれないので、キャベツなど甲状腺ホルモンの分泌を妨げる食材は避けましょう。

基礎知識 2

O型さんの食のガイドライン

口に入れるものが重要となる「血液型ダイエット」。無理のない範囲で太りにくい食材を選ぶことが、成功への第一歩です。

Q O型さんの食の特徴は？

▶肉類がエネルギーの源となる肉食系 A

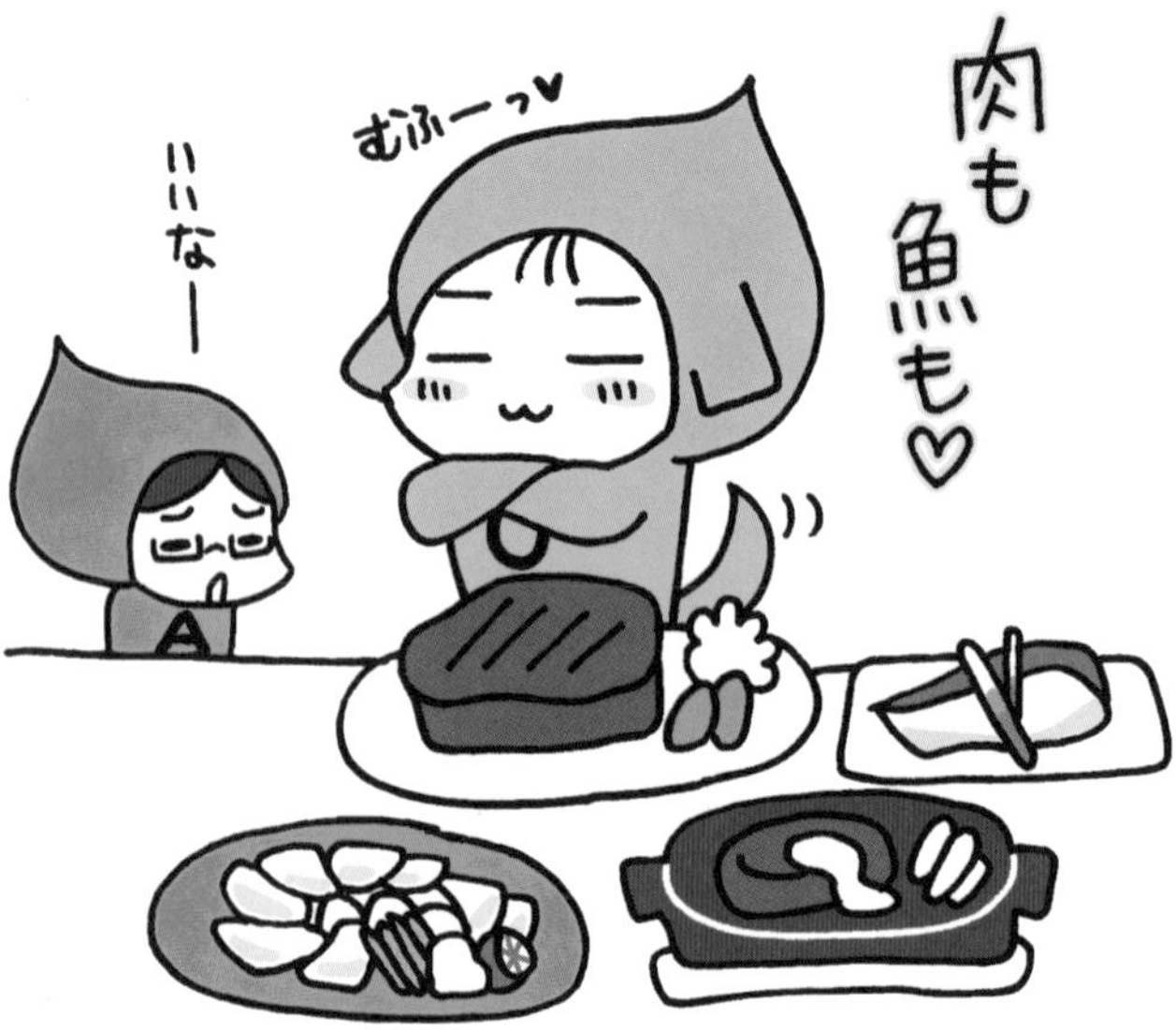

肉は必須のタンパク源 魚介類も体によい

O型にとっては肉がエネルギーの源。特に、代謝効率を高めてくれるのは、脂の少ない赤身肉です。また、レバーにはビタミンBが非常に多く含まれ、O型の代謝を促す作用がありますし、マトンやラムといった羊肉もO型の体質に合います。

ただし、豚肉は肉類が合うO型にもあまり向いていません。また、加工食肉のハムやベーコンも化学添加物が多く、強い体をもつO型でもうまく消化できません。

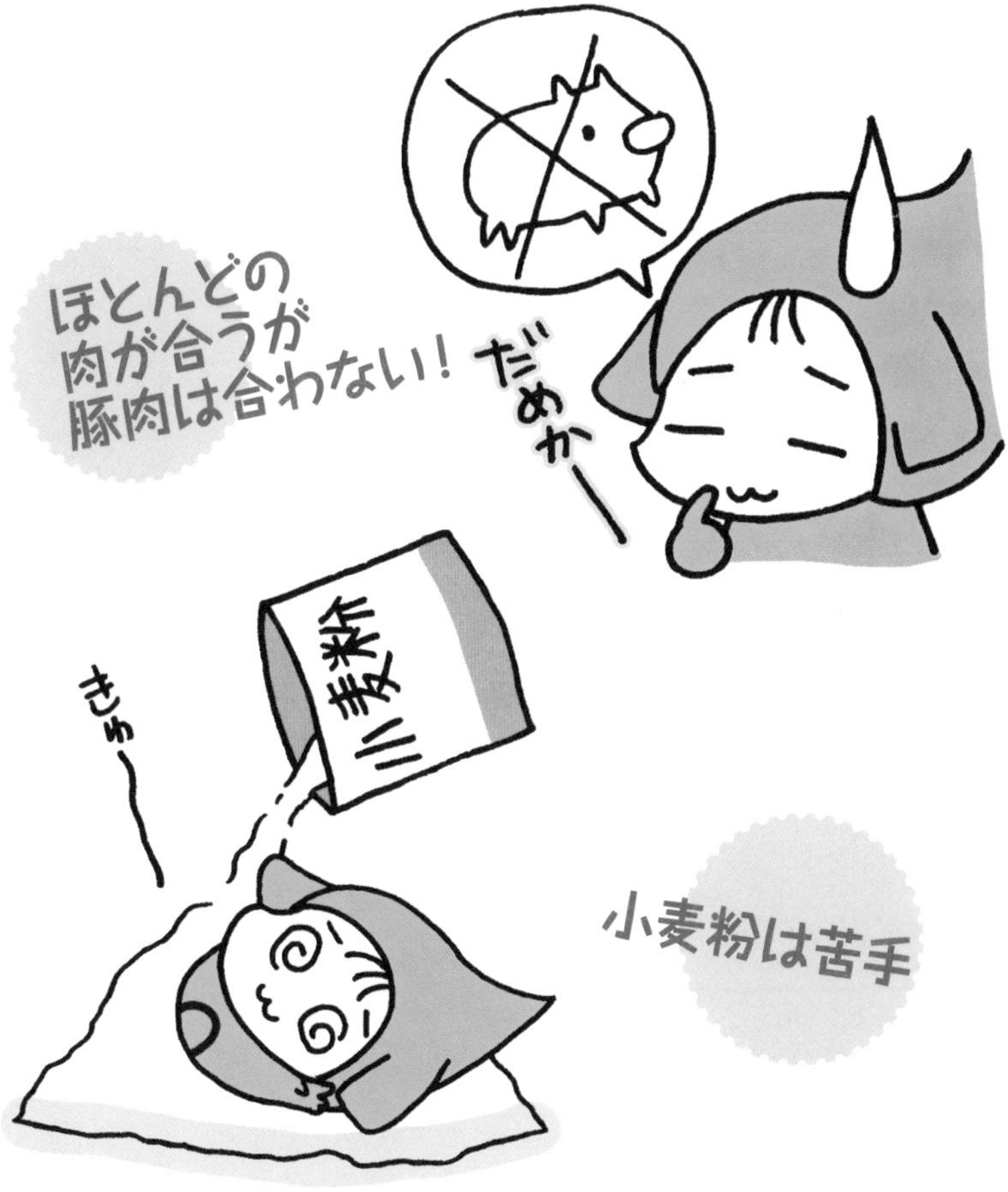

穀類・乳製品は苦手 食べ過ぎに注意

その他、魚介類もO型にとって甲状腺ホルモンの分泌を促す貴重なタンパク源となります。

一方、O型が太らないようにするためには、穀類、乳製品、豆類（小豆以外）をできるだけ避けるように心がけてください。O型は乳糖の分解が苦手なため、乳製品はほとんど体質に合いません。

また、小麦の麦芽や全粒小麦を原料としたグルテンに含まれるレクチンはO型のインスリン代謝を妨げ、カロリーをエネルギーに変える働きを弱めてしまいます。特に、パスタ、パン、うどん、ラーメンなどはくれぐれも食べ過ぎに注意してください。

基礎知識

3

O型さんに合う食材・合わない食材

太りにくい・太りやすい食材は血液型ごとに異なります。体に合う食材を選ぶよう心がければダイエット効果アップ!

Bad! O型さんが"太りやすい"野菜

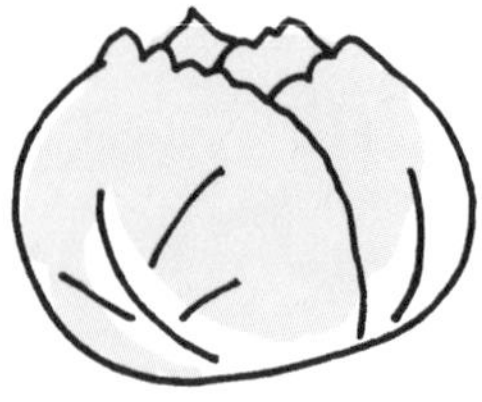

特に注意

キャベツ・芽キャベツ

アブラナ系の野菜は甲状腺機能障害を引き起こす原因となる。

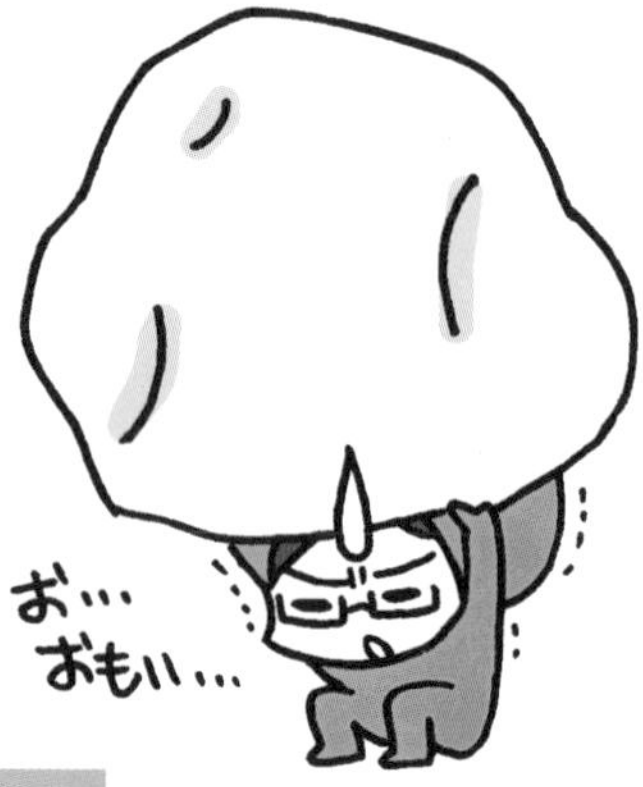

ジャガイモ

関節の周りの組織にレクチンが蓄積されて関節炎などを起こしやすくなる。

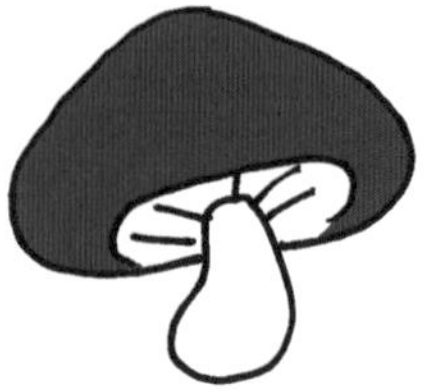

特に注意

シイタケ

O型にとってアレルギーを起こしやすい食材。

病気の元凶となる野菜のとり過ぎに注意

実は、O型の体質に合わない野菜はいろいろあります。例えば、トウモロコシに含まれるレクチンは、インスリンの働きを妨げ、糖尿病や肥満の原因になる恐れがあります。また、キャベツ、カリフラワーなどアブラナ系の野菜も甲状腺機能障害の元凶になりやすい野菜です。

肉食のO型の人には、普段の食生活に野菜を上手に取り入れていってほしいですが、こうした体に合わない野菜もあるので、気をつけるようにしてください。

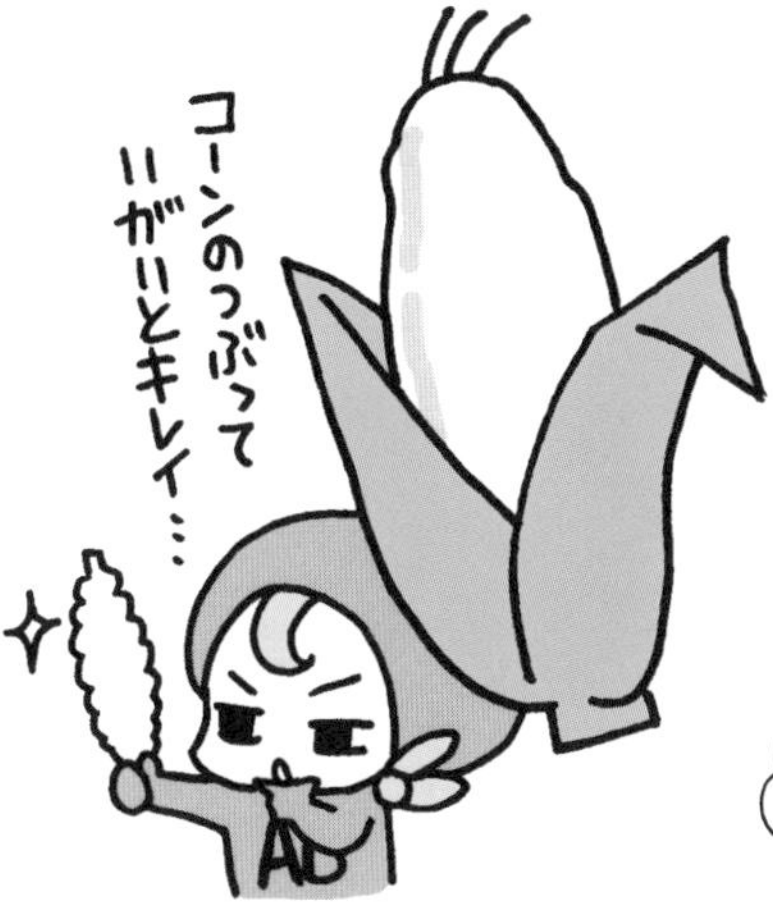

ナス
ジャガイモ同様、関節の周りにレクチンが蓄積されて、関節炎などを引き起こしやすい。

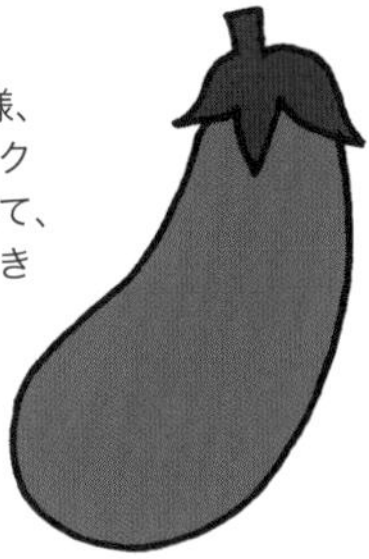

トウモロコシ
インスリンの分泌を妨げる有害なレクチンを含んでいる。

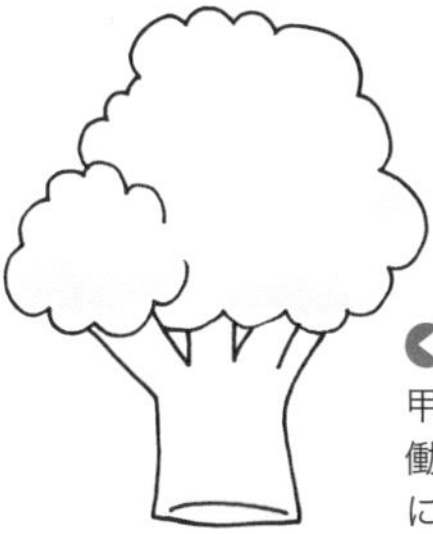

カリフラワー
甲状腺機能を阻害する働きがあるので、O型には不向きな食材。

アボカド
栄養価が高いが、O型には合わないレクチンを含んでいる。

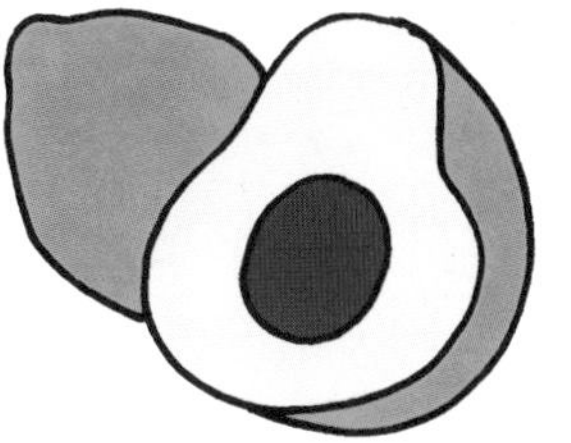

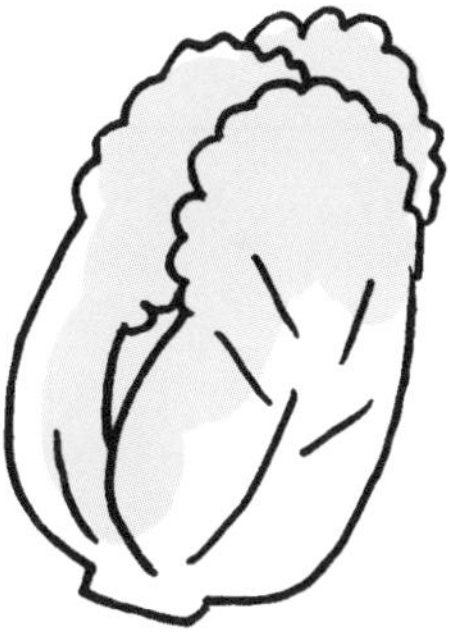

白菜
アブラナ科の白菜は、O型に多く発症する甲状腺機能障害を促進させてしまう。

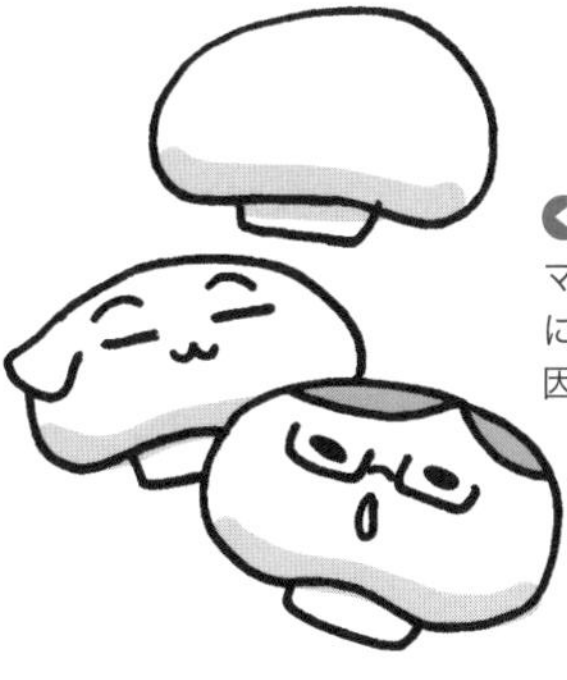

マッシュルーム
マッシュルームは、O型にとってアレルギーの原因になりやすい。

Good! O型さんが"太りにくい"野菜

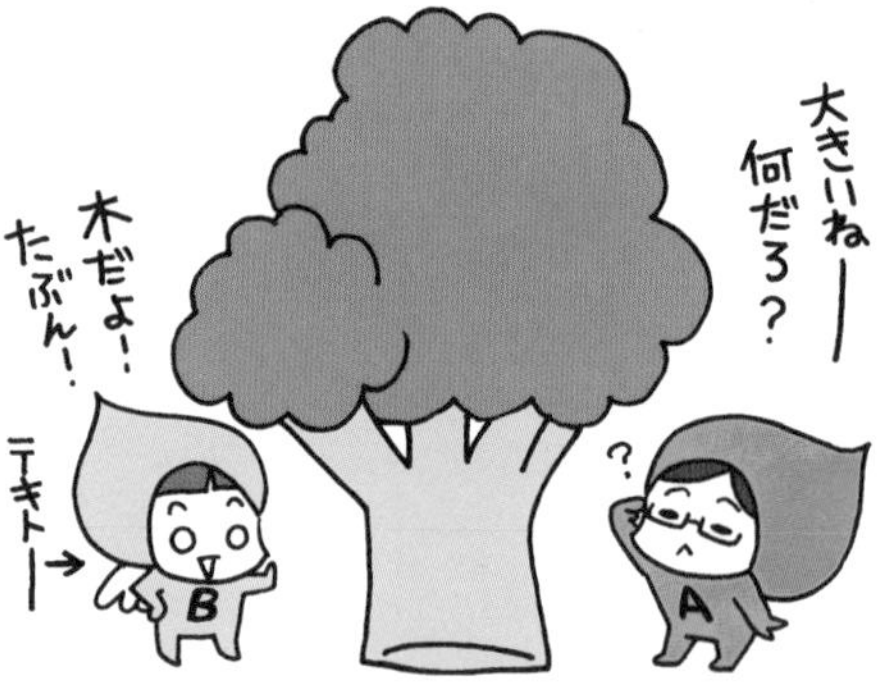

特にオススメ

▶ ブロッコリー

緑黄色野菜の中でもO型の代謝を高めてくれる野菜。

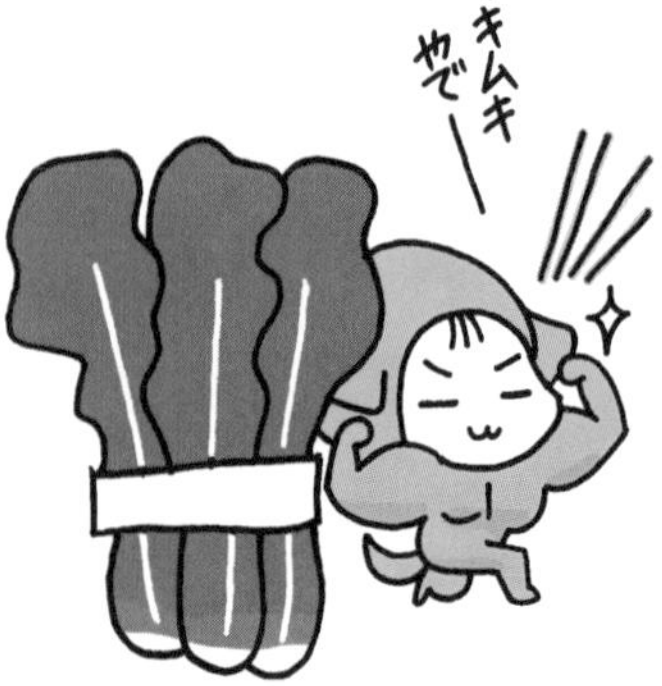

特にオススメ

◀ ホウレンソウ

肉と一緒にとるのにおすすめ。代謝を高めてくれる。

代謝がアップする野菜を肉と一緒に食べよう

体の代謝を上げるのに肉類が不可欠なO型ですが、一緒に野菜もとって体のバランスをとることが大切です。肉と野菜を適度にとることで、酸性が強くなりがちなO型の体が整います。

肉と一緒に食べるなら、ブロッコリーやホウレンソウを。これらはO型の代謝を高めてくれる野菜なので、積極的に毎日の食事に取り入れるようにしてください。また、パセリは胃腸の正常な働きをサポートします。

また、日本人の体には日本の土壌で育ったものが合います。野菜を食べるときは、できるだけ国産の有機野菜を選ぶことをおすすめします。

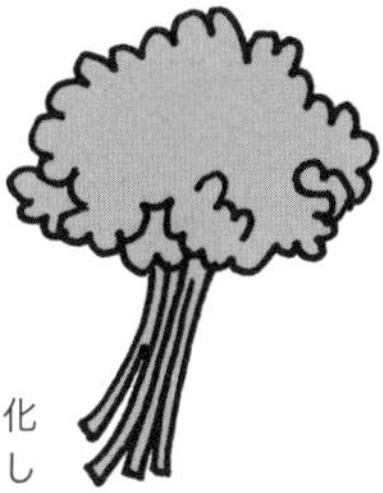

▶パセリ

肉や油などの消化を助ける。毒消しの効果もある。

▶サツマイモ

O型に合うレクチンが含まれ、熱を加えてもビタミンCが破壊されない。

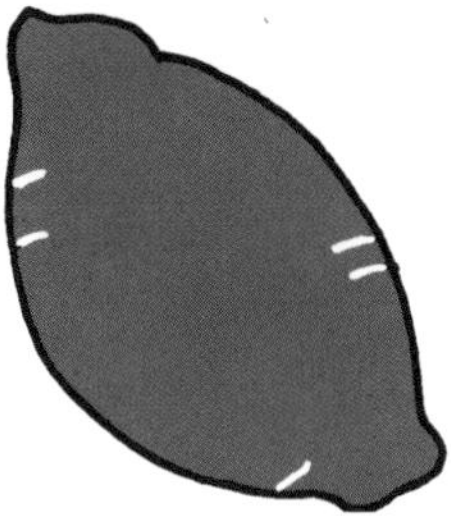

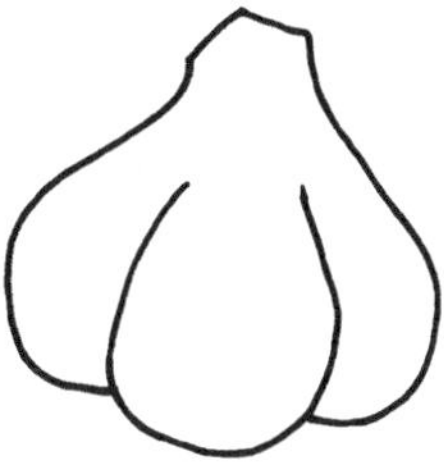

▶ニンニク

天然の抗生物質とも言える食材。肉との相性もよい。

▼カボチャ

抗酸化作用があり免疫力を高めるので、ウイルス性疾患に強い。

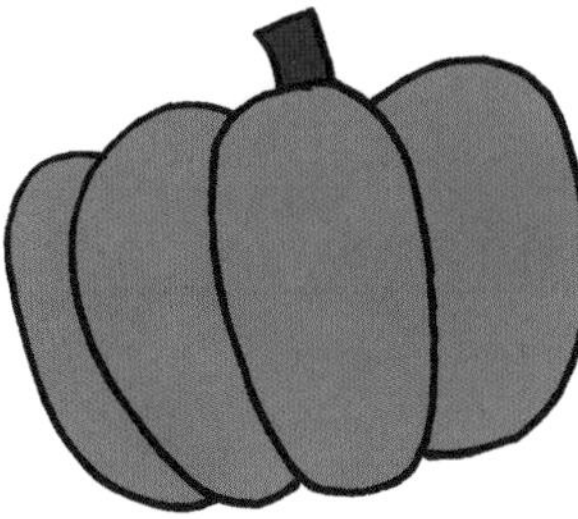

◀海藻

食物繊維やミネラルを豊富に含むのに低カロリーで、ダイエットにぴったり。

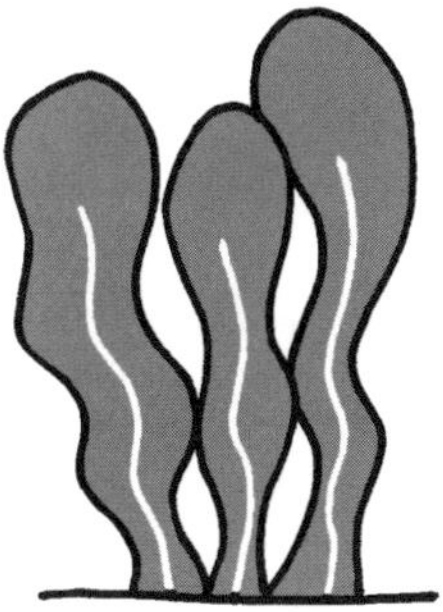

▼カブ

根よりも葉にカルシウムや鉄分が多く含まれ、抗酸化作用がある。

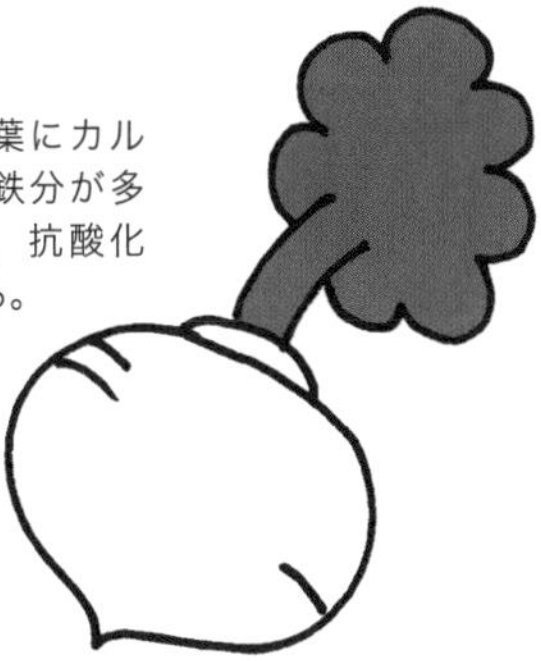

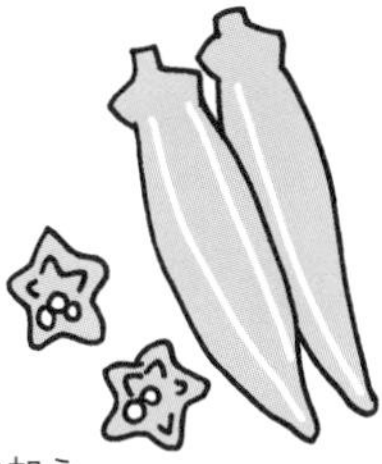

▶オクラ

抗酸化作用に加え、ぬめりの元にはコレステロールを減らす効果も。

Bad! O型さんが“太りやすい”肉・魚

特に注意

豚肉

肉類と相性のいいO型も豚肉にはあまり向いていない。

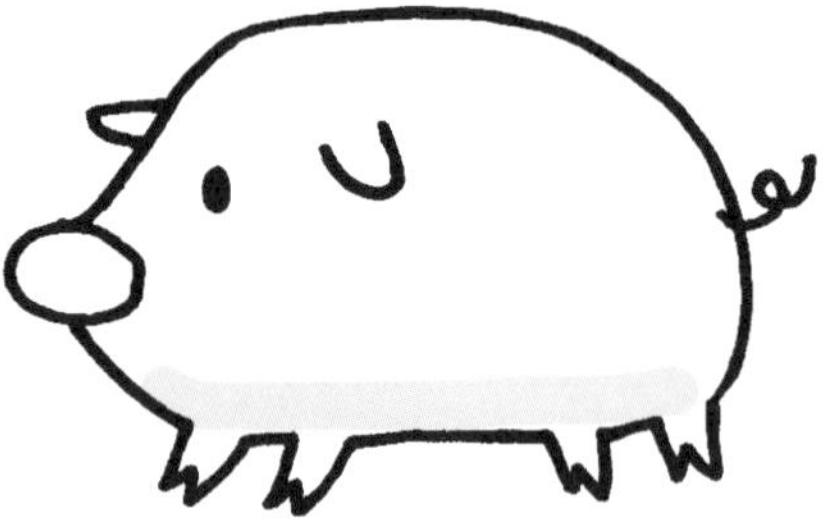

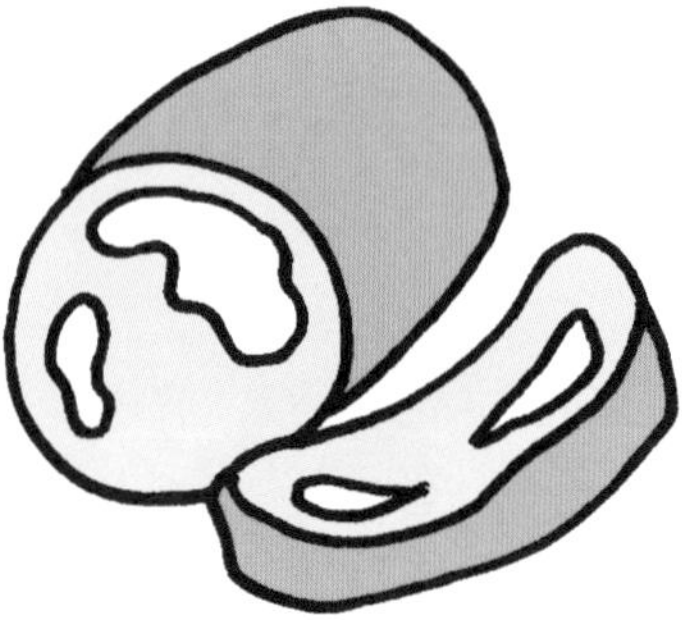

特に注意

ベーコン・ハム

加工食肉は多くの化学添加物が含まれているので控えるべき。

豚肉やハムはさけること キャビアも注意

肉類と相性のいいO型ですが、豚肉はあまり体に合いません。また、加工食肉のハムやベーコンには、発色剤となる亜硝酸塩や、保水性を高めて食感をよくするためのリン酸塩なども入っているため、過剰摂取するとカルシウムの吸収が阻害され、体に悪影響を及ぼす危険性があります。いかに強い体をもつO型でも、化学添加物はうまく消化することができませんので、できるだけ避けてください。

また、魚介類でも、O型に合わないレクチンを含むスモークサーモン、タコ、カマス、巻き貝、キャビアは、食べ過ぎないように気をつけましょう。

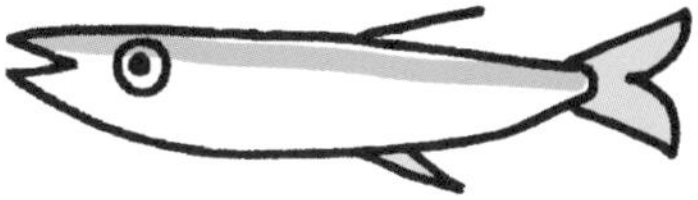

△ カマス

脂がのる前の夏が旬。
低脂肪でヘルシーだが、
O型には合わない。

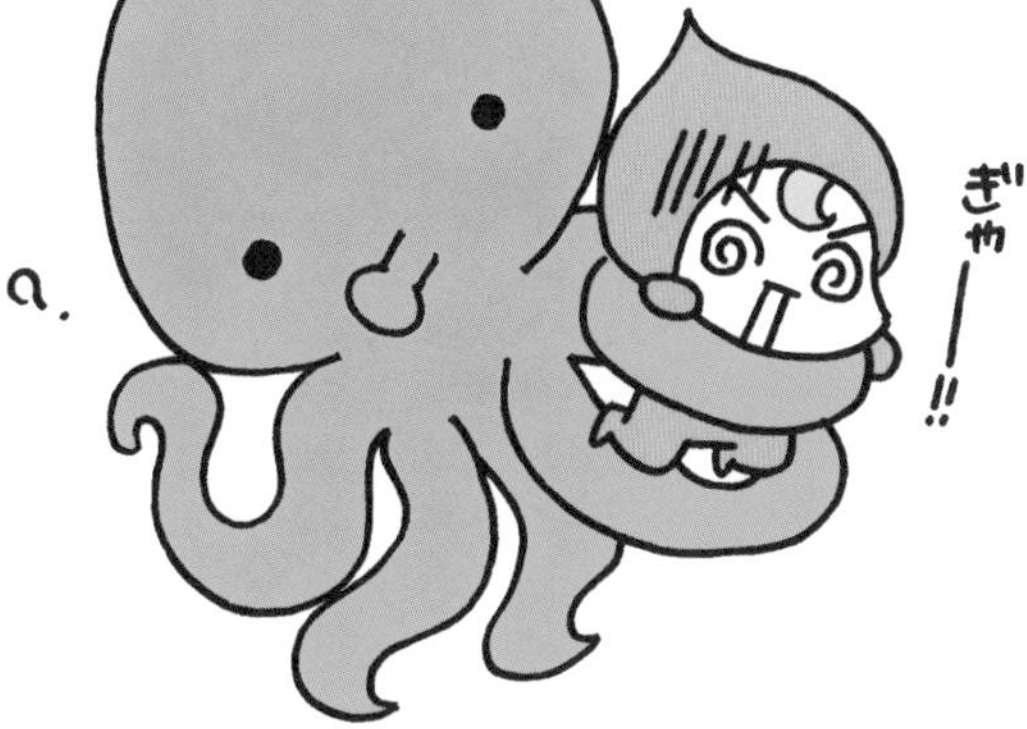

△ タコ

O型に悪さをするレクチンやポリアミンを含んでいるので要注意。

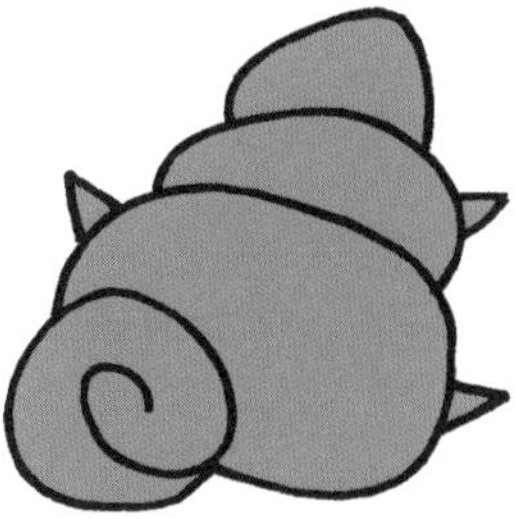

△ 巻き貝

貝類の中でもO型の体質には合わないので避けたほうがよい。

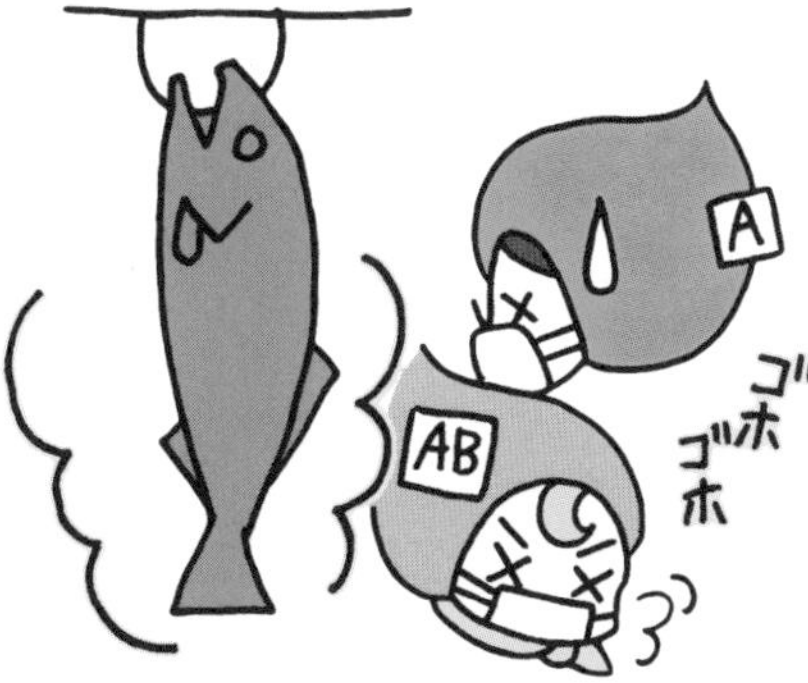

△ スモークサーモン

燻製にされることで、生のサケにはないレクチンが発生。

△ キャビア

甲状腺の働きが不安定になり代謝が下がるので、太りやすくなる。

Good! O型さんが"太りにくい"肉・魚

特にオススメ

牛肉（赤身）

牛肉は高級な霜降り肉より脂肪の少ない赤身がよい。

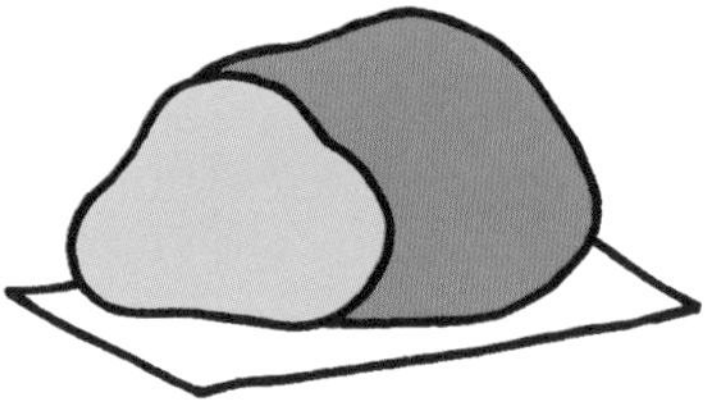

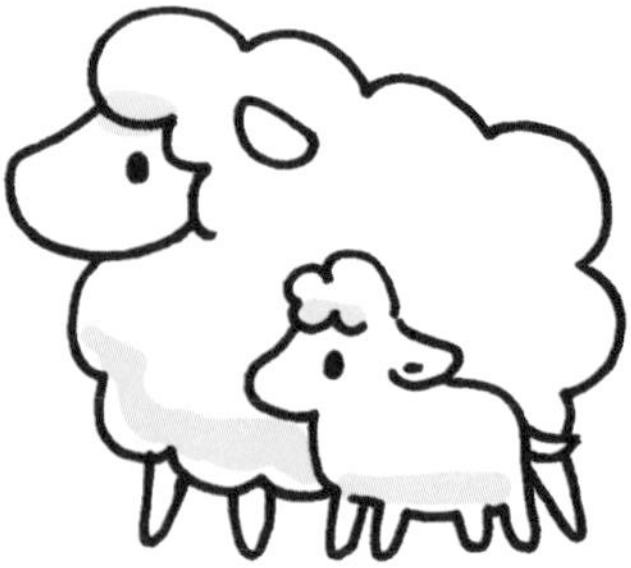

特にオススメ

マトン・ラム

羊肉はO型の体質に合う。ジンギスカンもオススメ。

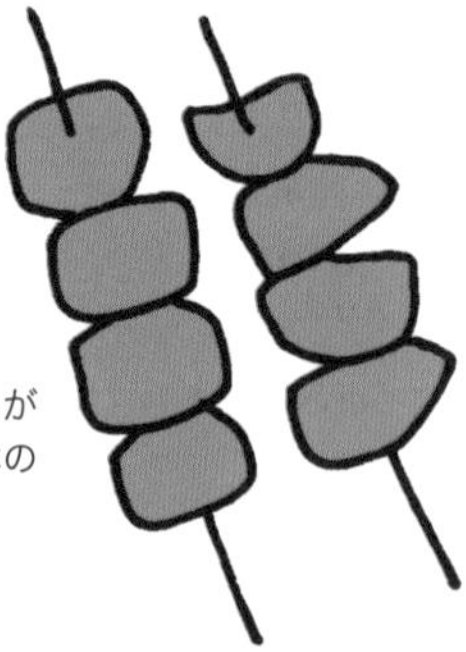

レバー・ハツ

レバーにはビタミンBが多く含まれ、ハツも体の機能を高める。

肉は牛肉の赤身が◎ 魚介類もたっぷりと

O型にとっては、何よりも肉類が体の代謝を高めてくれる相性抜群の食材です。特に合うのは牛肉の赤身です。羊肉も体質に合っています。また、レバーやハツも体の機能を高める効果があります。

例えば、網で焼いて食べる焼き肉は、O型の人におすすめのメニューです。余分な脂を落としながら焼いて、野菜と一緒に食べるとよいでしょう。

また、魚介類も肉類に次ぐ、タンパク源となります。甲状腺の弱いO型にとって、魚は体によい作用を与えてくれる貴重な食材です。積極的にとるよう心がけましょう。

▽ タラ
DHAやEPAといった体にいい油を豊富に含んでいる。鍋ものに入れるのもおすすめ。

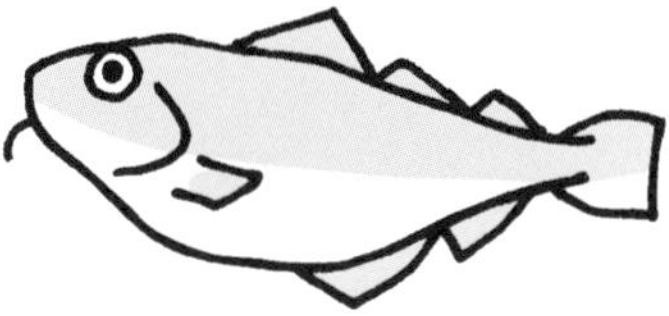

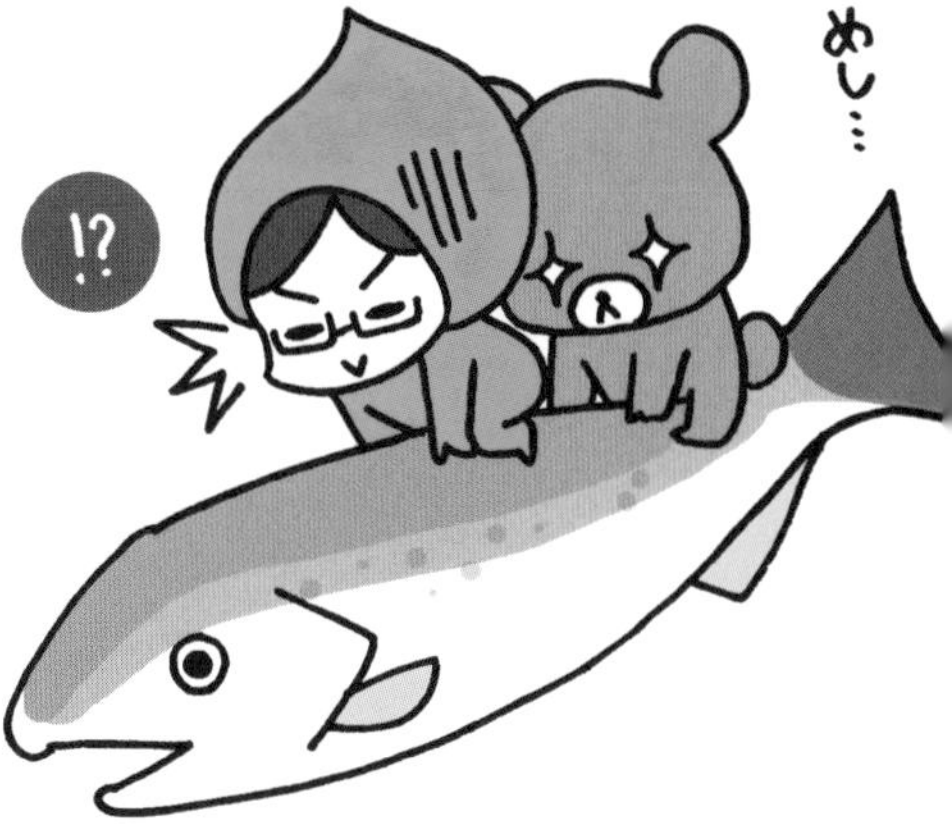

△ サケ
脂がのったサケは不飽和脂肪酸が多いので、血液をサラサラにする効果あり。

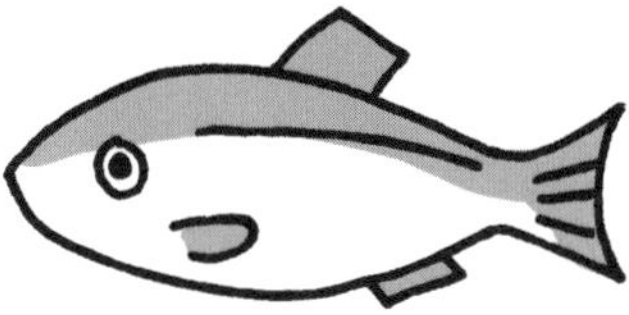

◁ ニシン
冬が旬のニシンは、O型にとっておすすめのタンパク源。

▽ キンメダイ
高血圧の予防効果があるカリウムや、タンパク質、ミネラルも豊富。

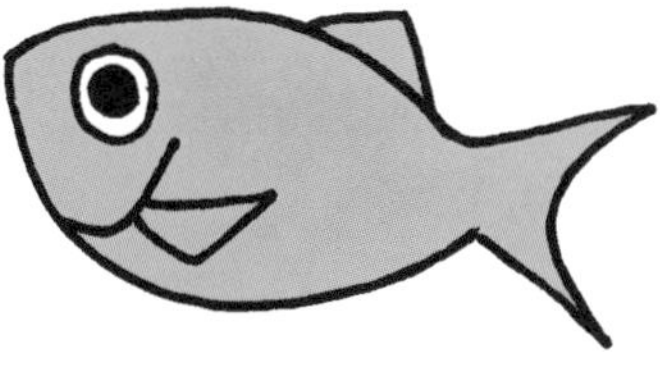

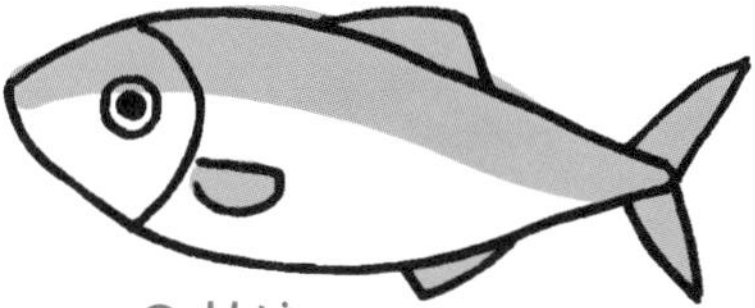

△ サバ
北海で獲れるサバは、脂がのっていればいるほどO型に向いている。

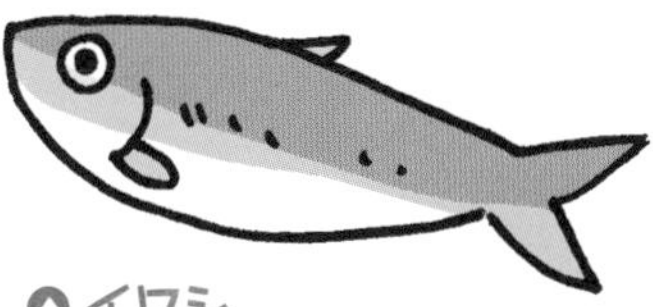

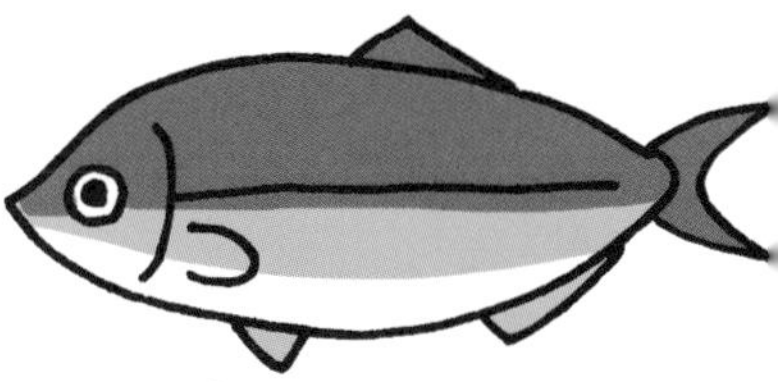

△ イワシ
ヨードが甲状腺の働きを整え、代謝を促すのでダイエットに効果的。

△ ブリ
青魚の王様。脳や神経の働きを高めるDHAやEPAが多く含まれる。

Bad! O型さんが“太りやすい”穀類

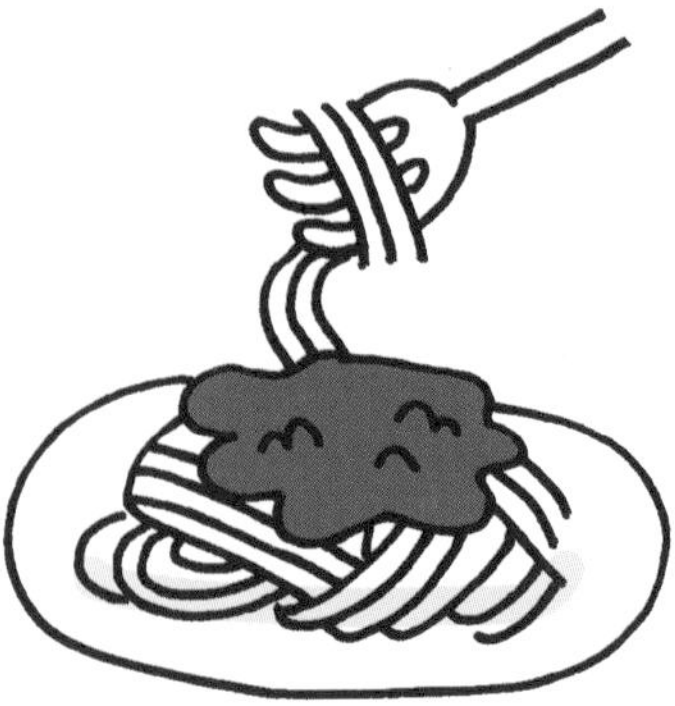

◀ パスタ

小麦粉に水を混ぜたグルテン小麦（強力粉）はダイエットの敵。

▼ パン

パスタと同じくグルテン小麦を使用しているパンも食べ過ぎに注意。

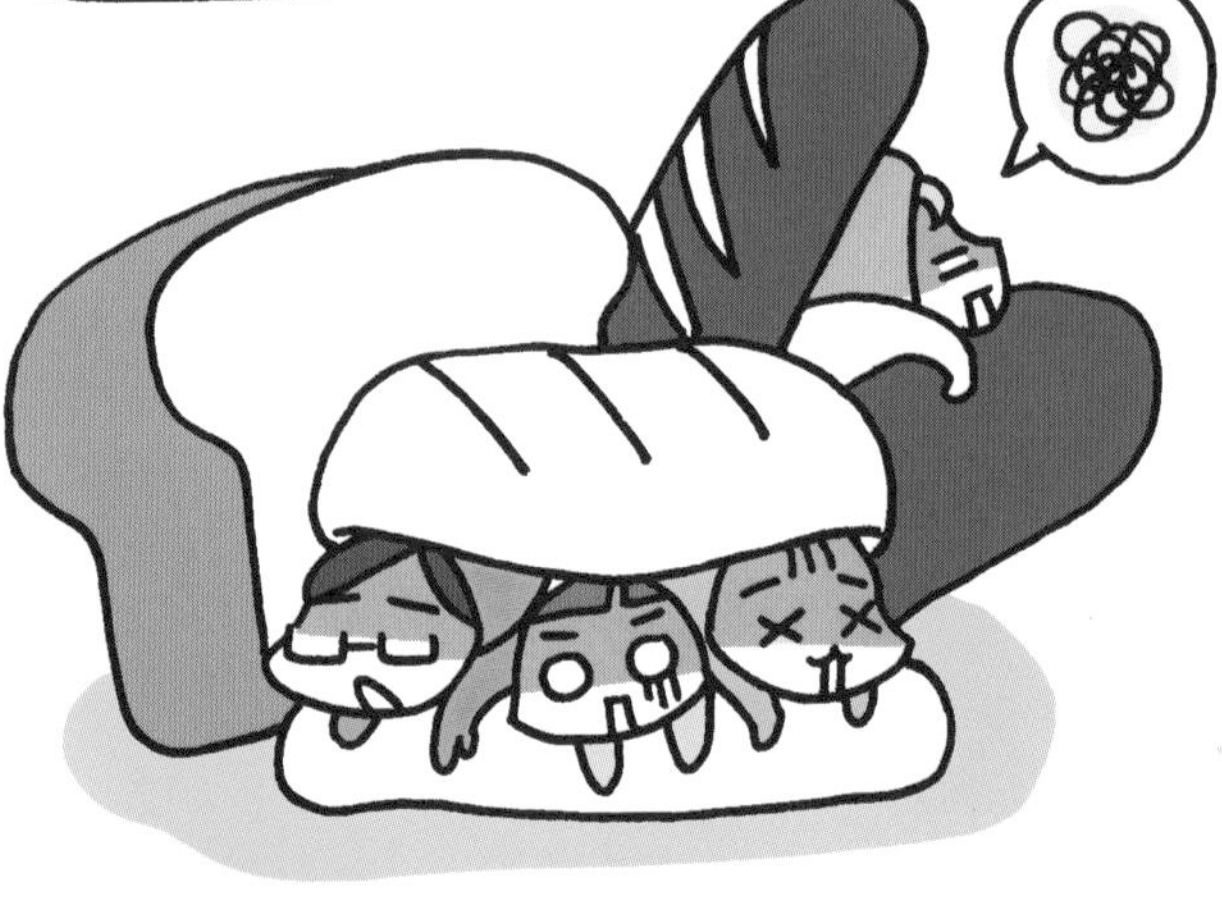

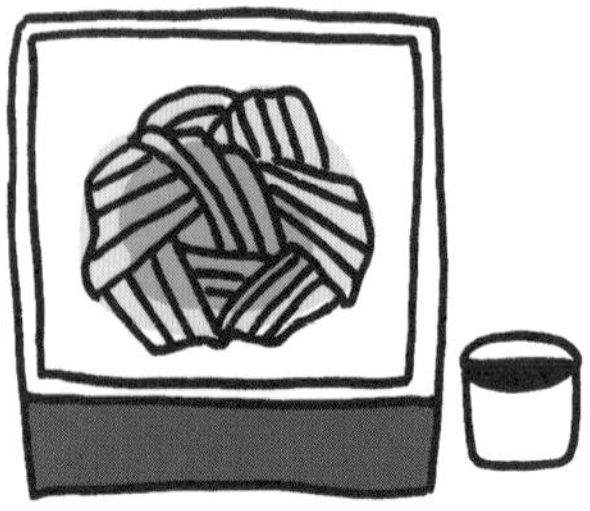

◀ そば

そばは消化が悪いだけでなく、小麦粉が含まれている場合も。

Good! O型さんが“太りにくい”穀類

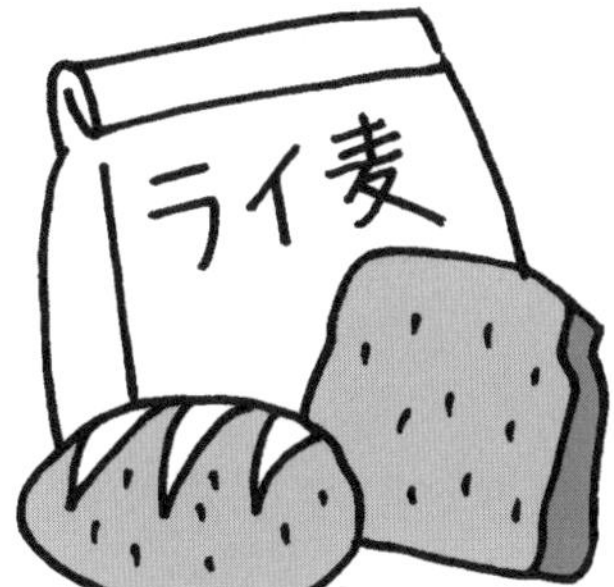

◀ ライ麦

穀物全般が苦手なO型だが、ライ麦パンは食べてよい食品の代表格。

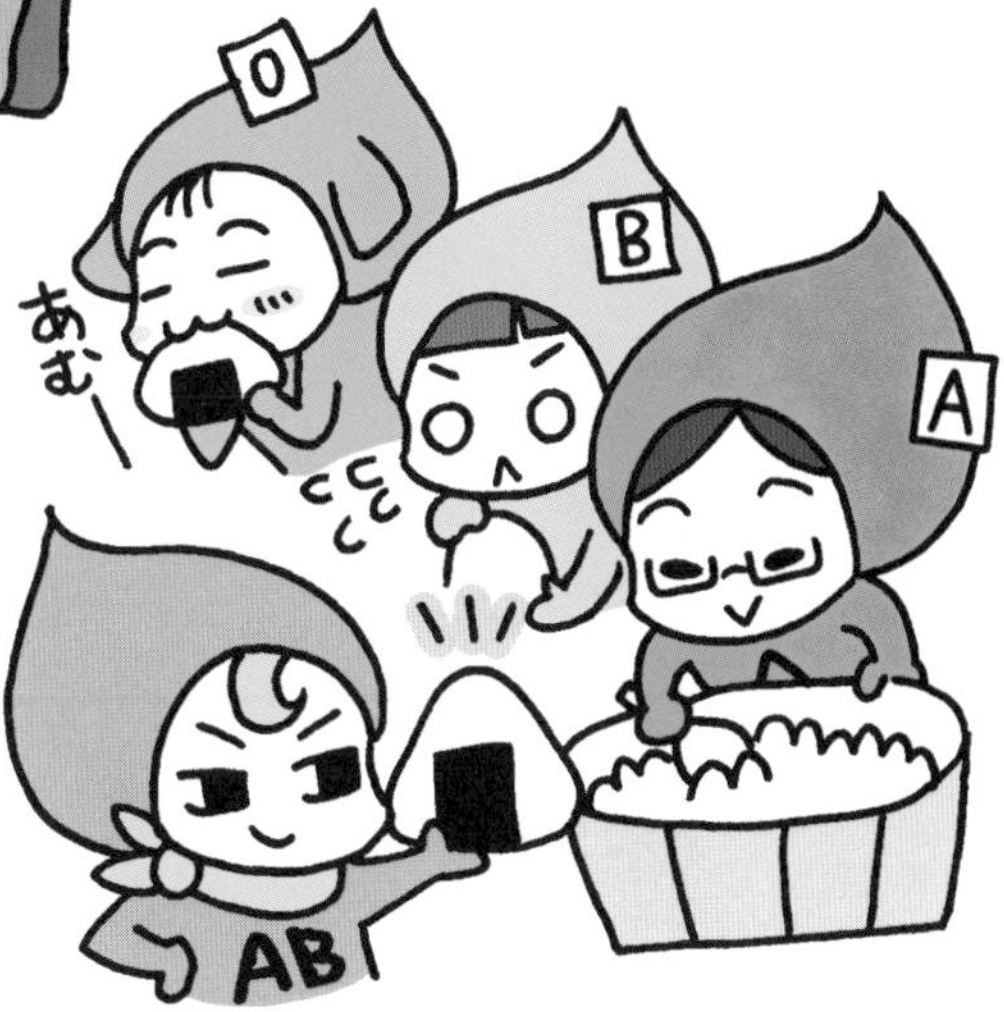

▶ 白米

実は白米は適度にとればダイエットに効果的。

O型が太る元はグルテン パンは食べ過ぎないで

穀類や麺類はO型の体には合いません。例えば、小麦粉に水を入れてつくるグルテンは、カロリーをエネルギーに変える働きを弱めてしまう作用があります。そのため、とり過ぎるとO型の体に脂肪をためこんでしまうことになります。特にパンは、牛乳も入っていて、O型の体の代謝を悪くするので、おやつ感覚で食べ過ぎてしまわないよう、十分注意してください。

また、同じ理由からパスタもおすすめできません。O型の人は特にペペロンチーノやクリーム系を避けてください。食べるならパンやパスタよりもごはんがおすすめです。

Bad! O型さんが“太りやすい”果物

◀ イチゴ
酸を多く含んでいるイチゴはO型には合わない。

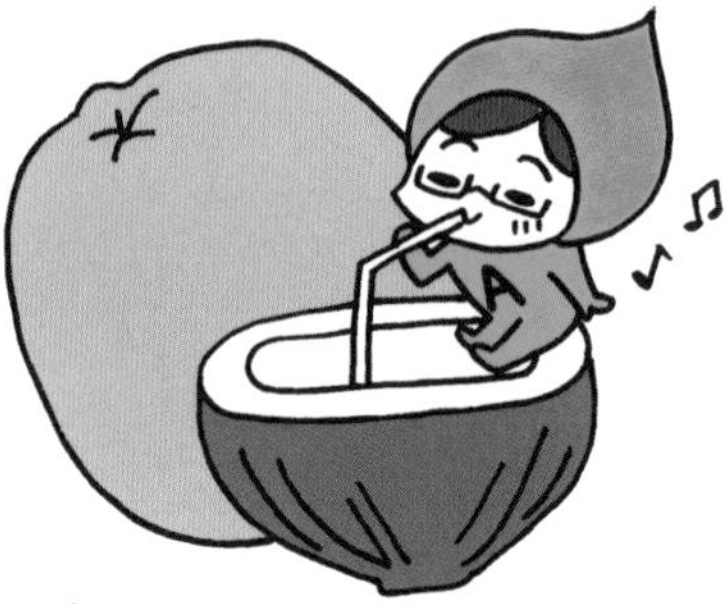

▲ ココナッツ
O型の体は過剰な反応を起こしやすい。ココナッツオイルを含む食品も避けたい。

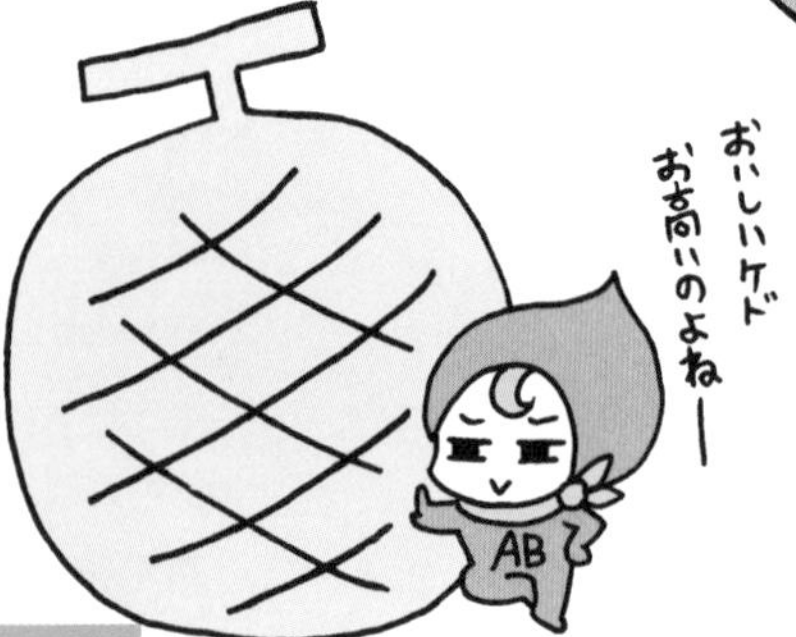

特に注意

▲ メロン
O型が過敏に反応してしまう菌類が多く含まれる。

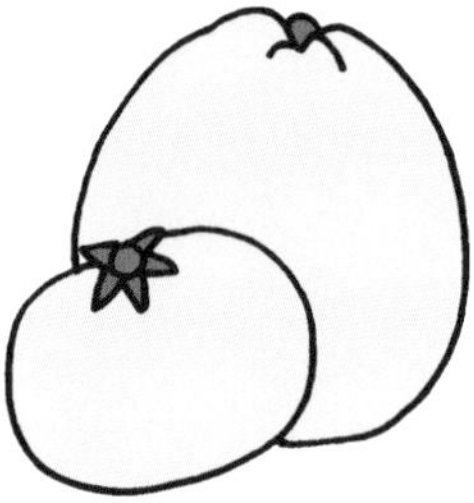

▶ ミカン・オレンジ
O型の体は酸性の強い柑橘類が苦手。

アルカリ性の果物を選び酸性の果物は避けるべし

Ｏ型の人は、穀類や麺類を食べる代わりに果物を多めにとるようにしましょう。果物は大切な栄養素である繊維、ビタミン、ミネラルを豊富に含んでいて、Ｏ型の体によい作用を与えます。

例えば、プラムやプルーン、イチジクは消化管をアルカリ性にしてくれるので、酸性になりがちなＯ型の体によい影響をもたらしてくれます。しかし、同じアルカリ性でもメロンはＯ型に合わない菌類を多く含んでいるので、おすすめできません。

また、オレンジ、ミカン、イチゴなど、酸を多く含む果物も、Ｏ型の体には合わないので、なるべく控えましょう。

Good! O型さんが“太りにくい”果物

プラム
同じく体をアルカリ性にする果物で、O型の体に合う。

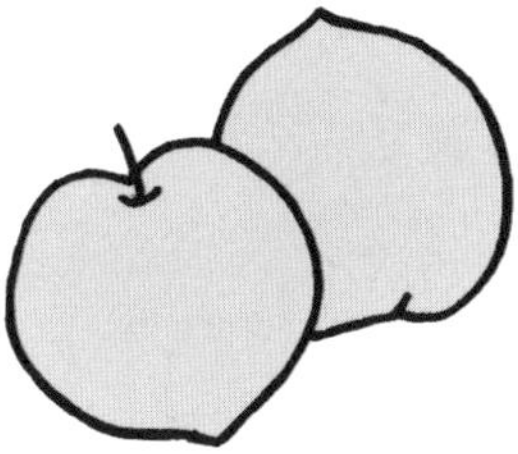

プルーン
消化管をアルカリ性にする働きがあり、O型の体によい。

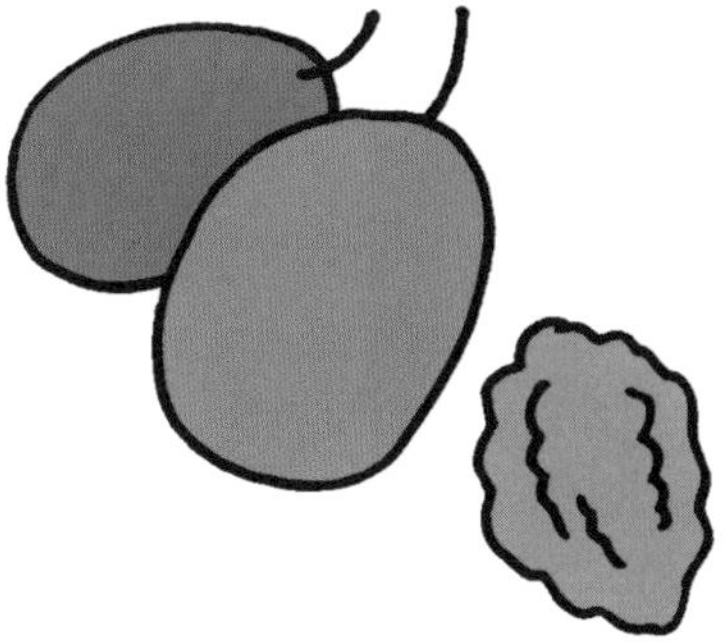

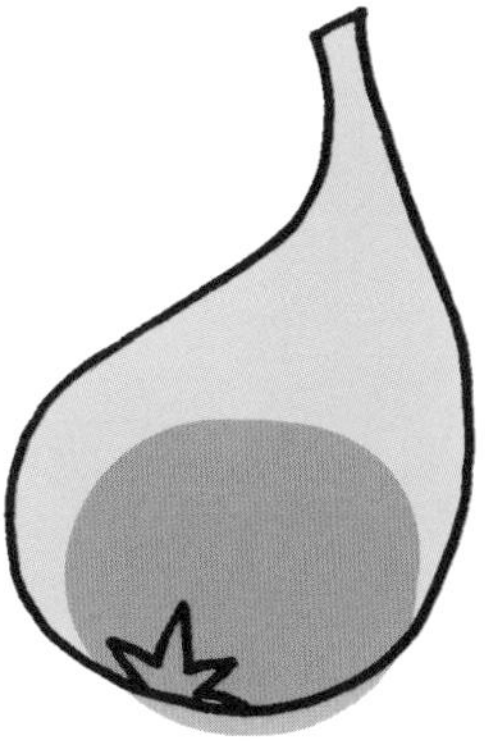

イチジク
O型の消化を助けてくれる効果もあり。

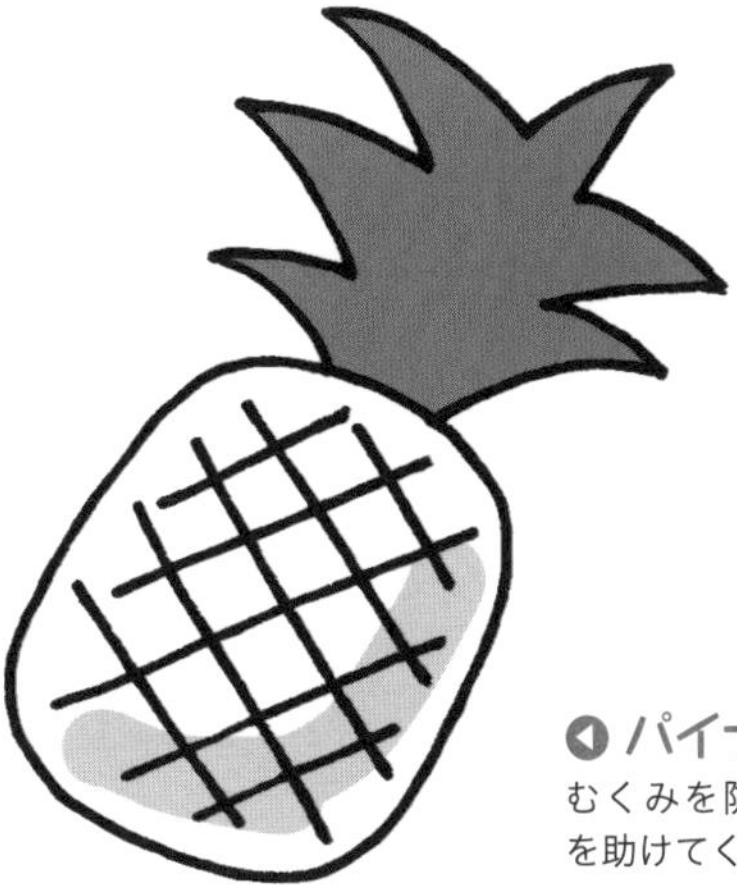

パイナップル
むくみを防ぎ、消化を助けてくれる果物。

Bad!

O型さんが“太りやすい”卵・乳製品

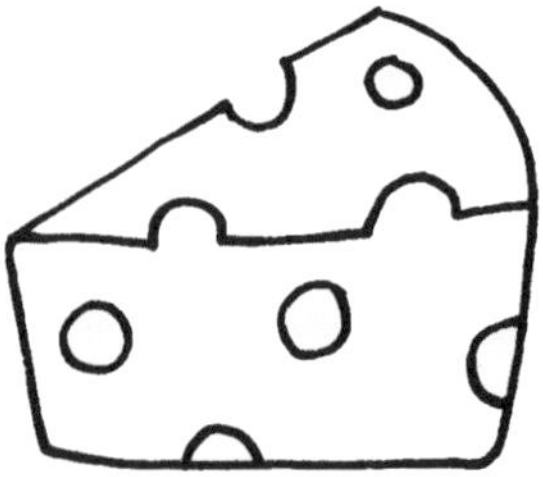

▲ チーズ

いずれの種類もO型の体には合わないので控えよう。

▼ 牛乳

O型の体は乳糖がうまく分解できないので、牛乳が苦手。

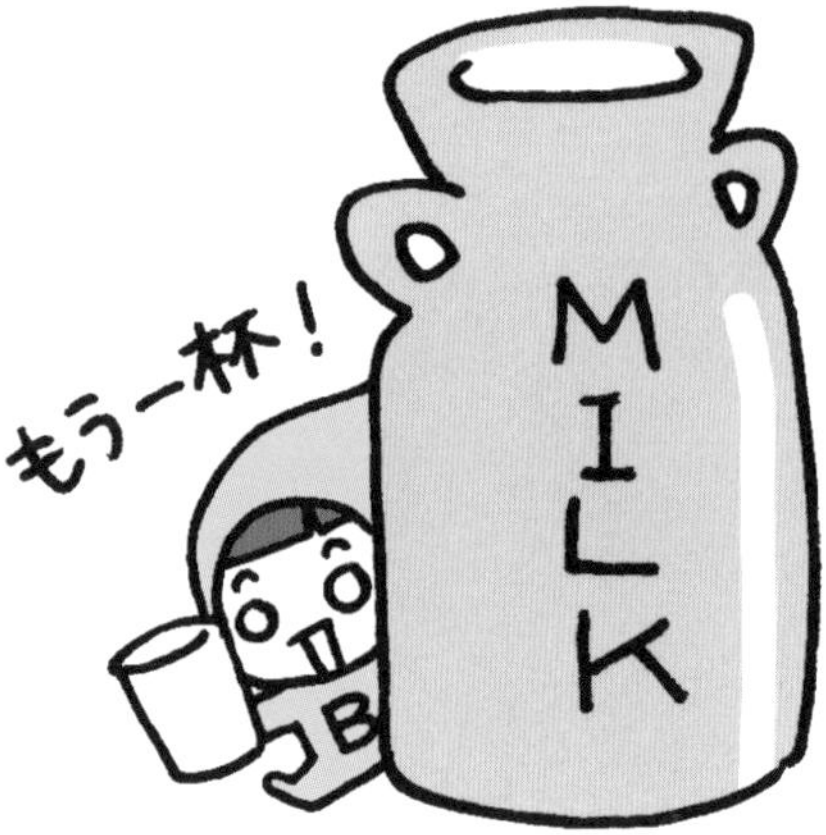

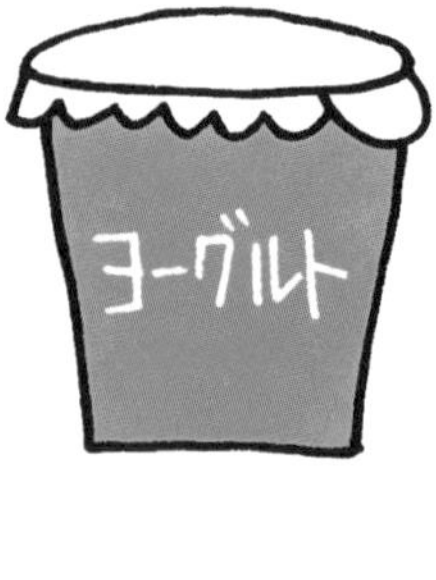

◀ ヨーグルト

健康食品と思われているヨーグルトもO型の体には合わない。

▶ アイスクリーム

乳製品のアイスクリームよりシャーベットを選ぼう。

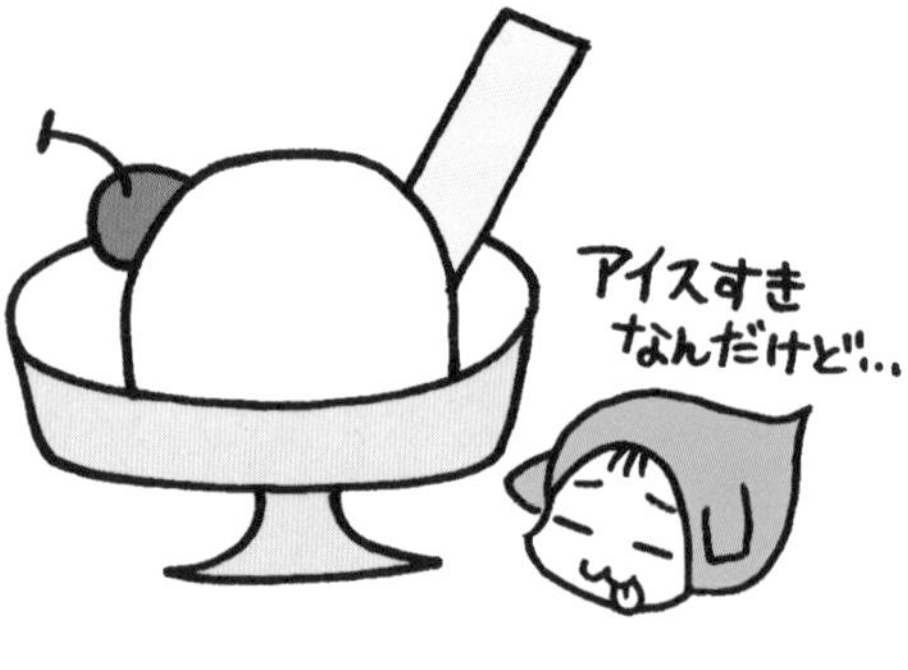

Good! O型さんが“太りにくい”卵・乳製品

バター

O型には乳製品が合わないが、バターは比較的、体に害がない食品。

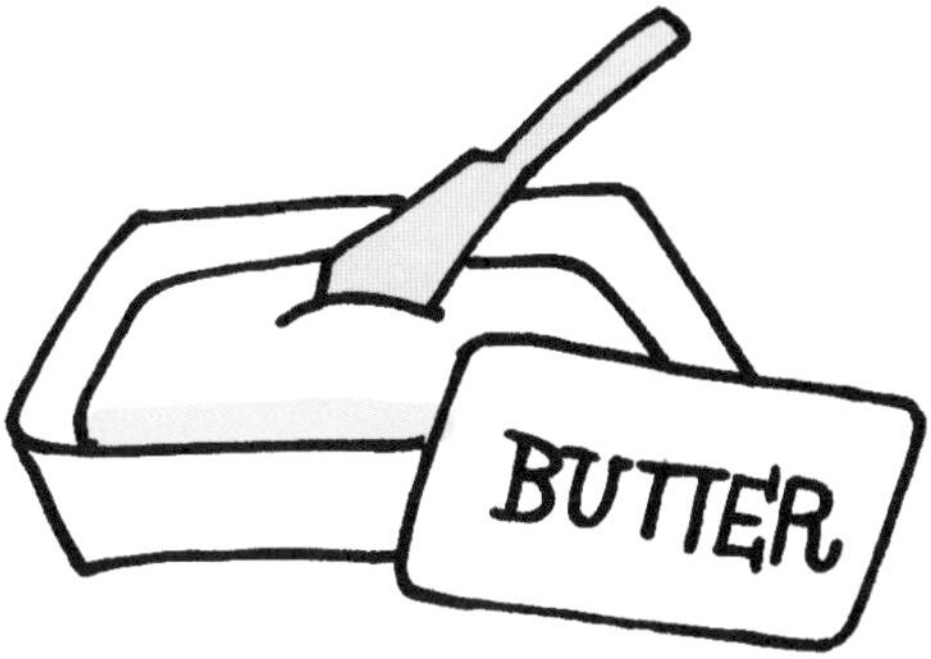

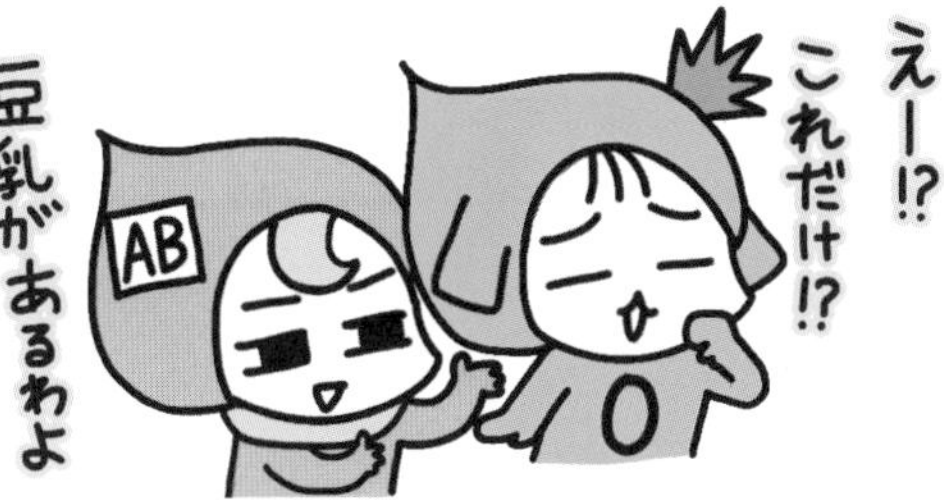

乳製品はNG
牛乳は豆乳で代用しよう

O型の体は、乳糖の分解に慣れていないため、ほとんどすべての乳製品が苦手です。ヨーグルトなどは体によいと信じて毎日食べている人がいますが、O型にはかえって悪影響があります。また、さまざまな料理に使われているチーズもO型の体には合わない食品と言えます。

そのため、O型の人は、できれば牛乳よりも豆乳を選ぶようにしてください。カルシウムはサプリメントで補うのもいいでしょう。ケーキやシュークリームなどには牛乳も小麦粉もたくさん使われていますので、食べるなら食後にして、量を控えるようにする努力が必要です。

Bad! O型さんが“太りやすい”豆類・ナッツ類

▶ 赤・白インゲン豆
エネルギーの消費を妨げる作用がある。

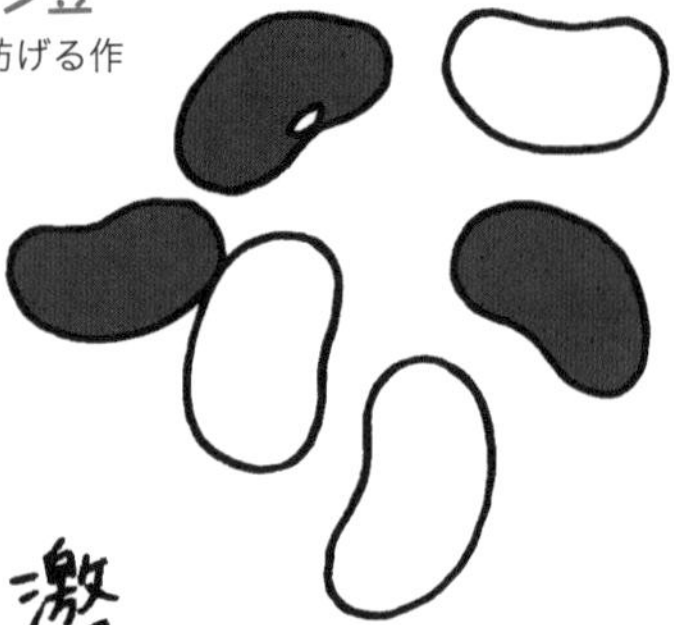

▼ レンズ豆
含まれるレクチンがO型の体質には合わない。

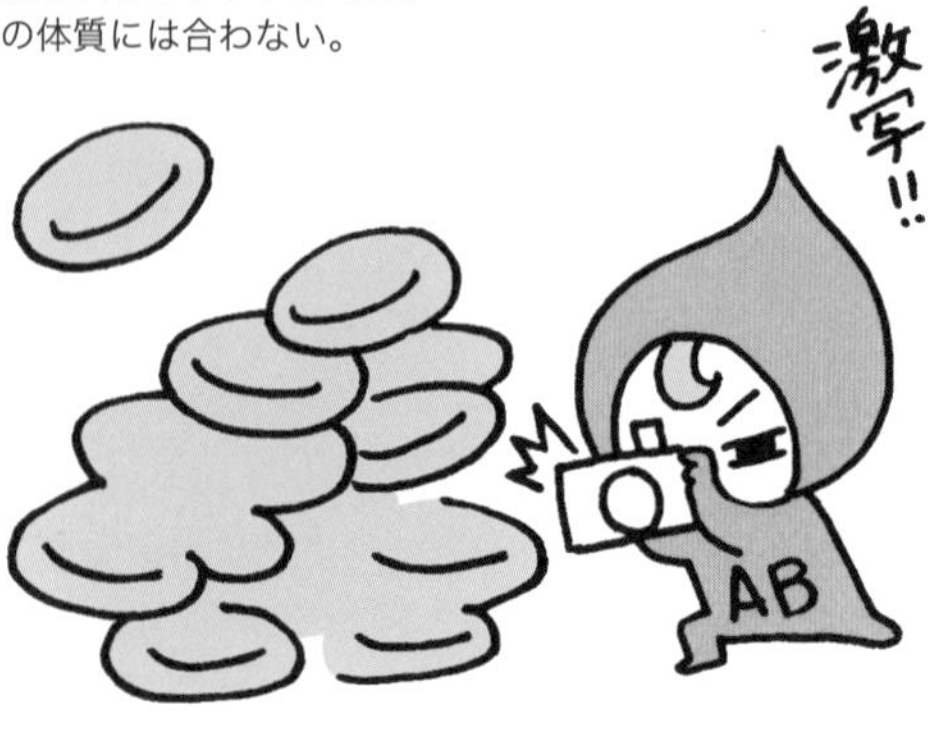

豆類を消化できないO型 ただし小豆は例外

O型の人はもともと体質的に豆類をうまく消化することができません。それどころか、豆類は肉など他の食品に含まれている大切な栄養素の代謝を妨げてしまう作用があります。赤・白インゲン豆などがその代表です。

しかし、アジア系の人だけは昔から豆類に親しんできているため、他の人種に比べると豆類を消化できる能力をもっていることがわかっています。例えば、日本人の食生活になじみの深い小豆は、O型の体にも合う、太りにくい食材と言えます。そのため、おまんじゅうやお赤飯などは、O型でも安心して食べることができます。

Good! O型さんが"太りにくい"豆類・ナッツ類

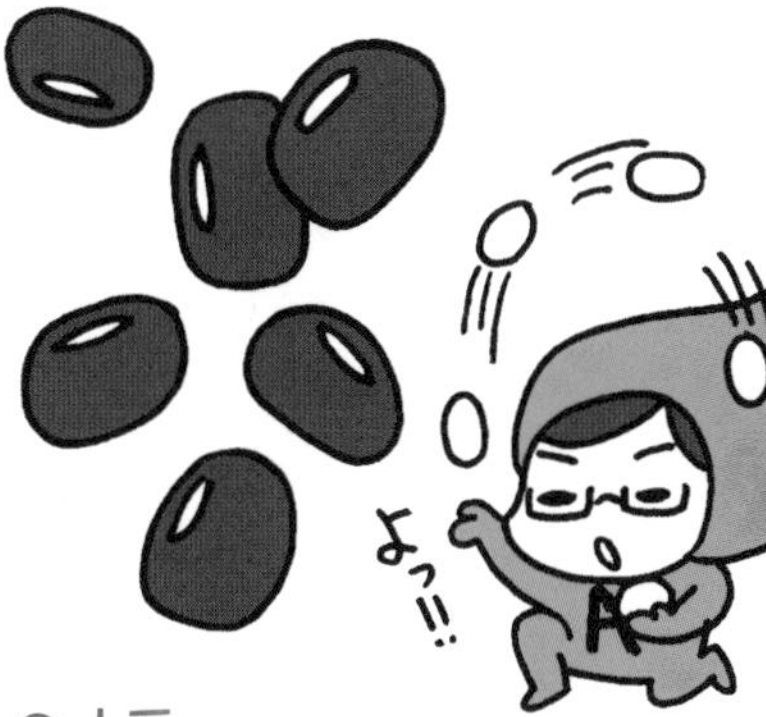

▲ 小豆

豆類の中でもO型の体に合う代表的なもの。

▼ 黒目豆

O型の中でも、アジア系の日本人には特にぴったりの食材。

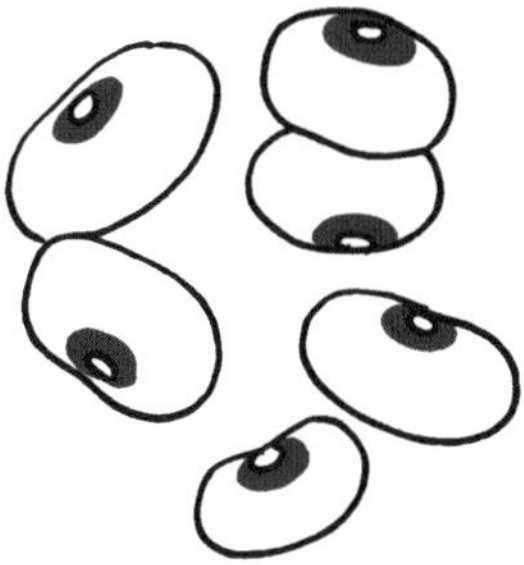

▼ 豆乳

牛乳の代用品としておすすめ。

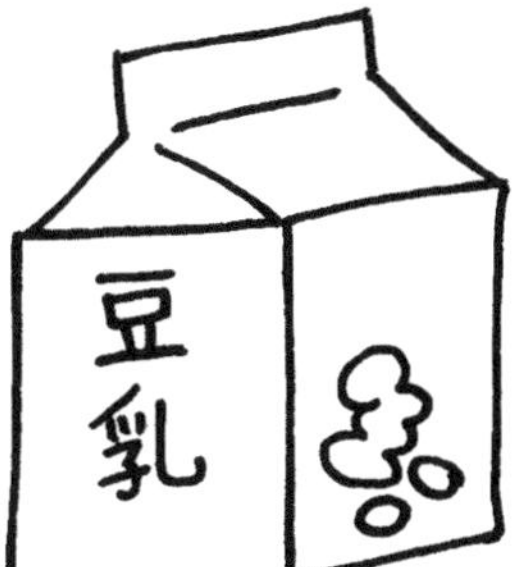

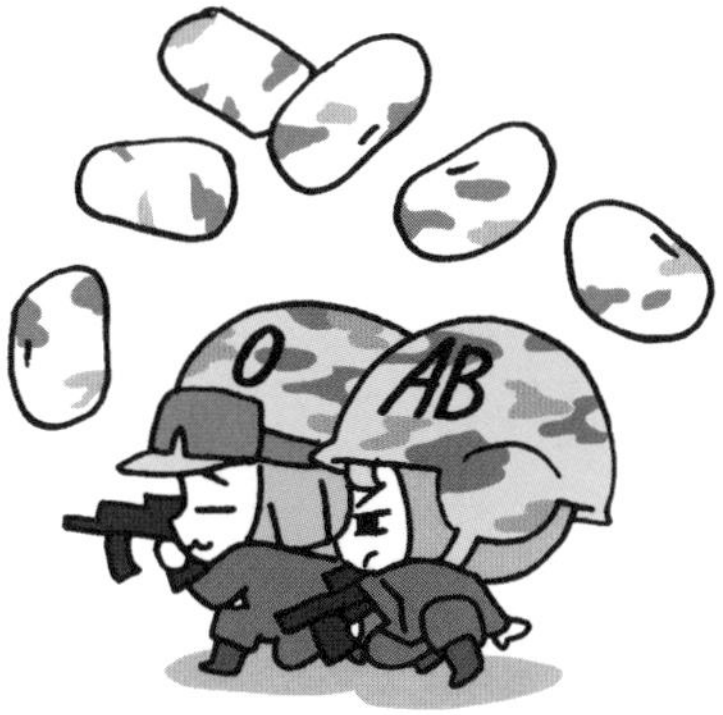

▶ ピント豆

別名うずら豆。ビタミンB1やB2が多く、煮物にするとよい。

Bad! O型さんが"太りやすい"油・調味料

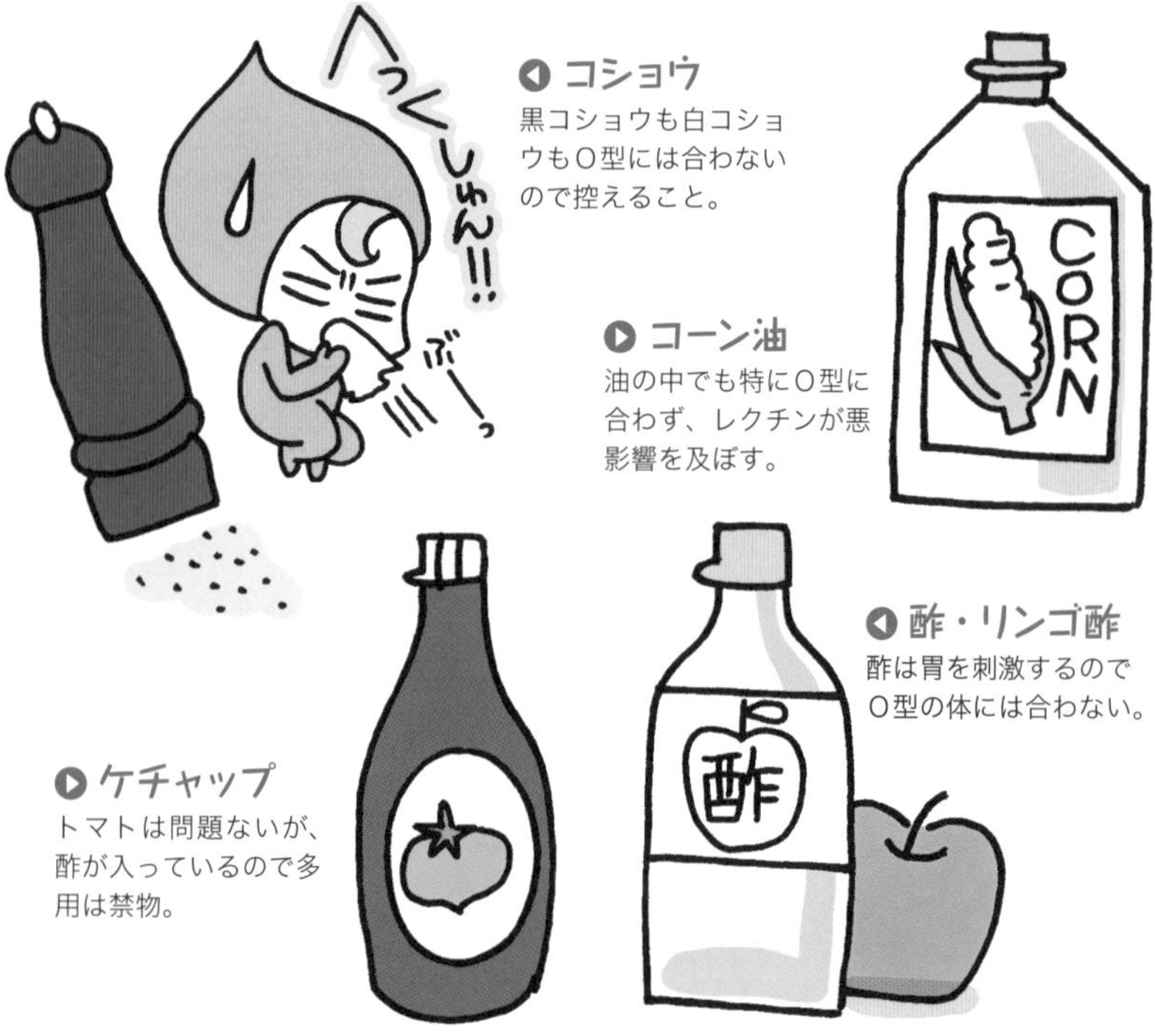

コショウ
黒コショウも白コショウもO型には合わないので控えること。

コーン油
油の中でも特にO型に合わず、レクチンが悪影響を及ぼす。

酢・リンゴ酢
酢は胃を刺激するのでO型の体には合わない。

ケチャップ
トマトは問題ないが、酢が入っているので多用は禁物。

油はオリーブ油 調味料はカレー粉が◎

O型の体によく合うのはオリーブ油です。O型には特にコーン油、紅花油が合いません。バターの代わりにマーガリンを選ぶときは、これらの油のものは避けてください。

また、調味料ならO型にはカレー粉がおすすめです。ただし、市販のカレールーには小麦粉もたくさん入っているので、ダイエット中はカレー粉をスパイスとして使う程度にしたほうがよいでしょう。

その他、黒・白コショウや酢は、O型の体質には合いません。また、ケチャップにも酢が入っているので使い過ぎには十分注意しましょう。

Good! O型さんが“太りにくい”油・調味料

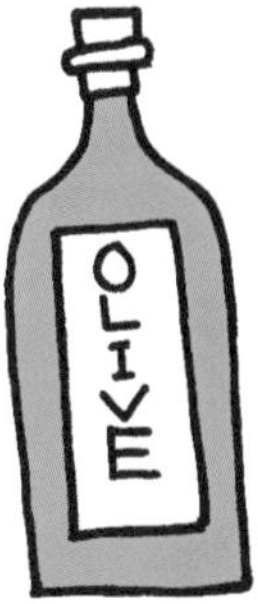

▼ カレー粉
細胞を活性化させる。
O型におすすめの調味料。

▶ オリーブ油
どの血液型にも凝集反応を起こさない万能油。

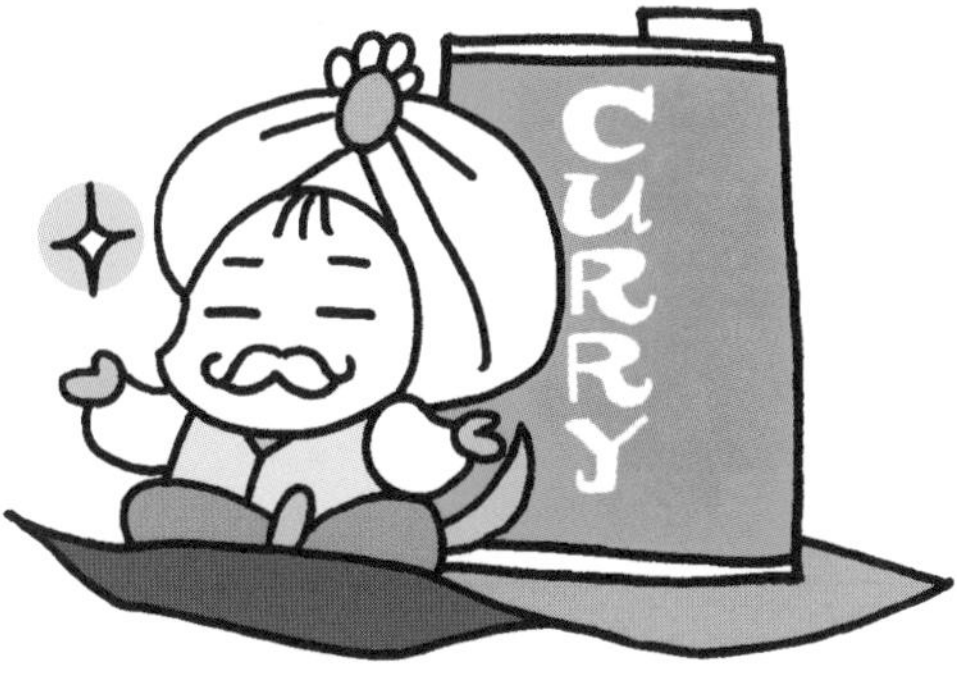

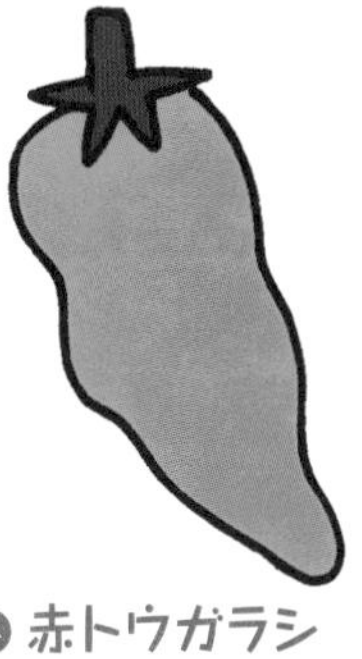

▶ 亜麻仁油
リネンの原料、亜麻からつくった油。別名フラックスシードオイル。

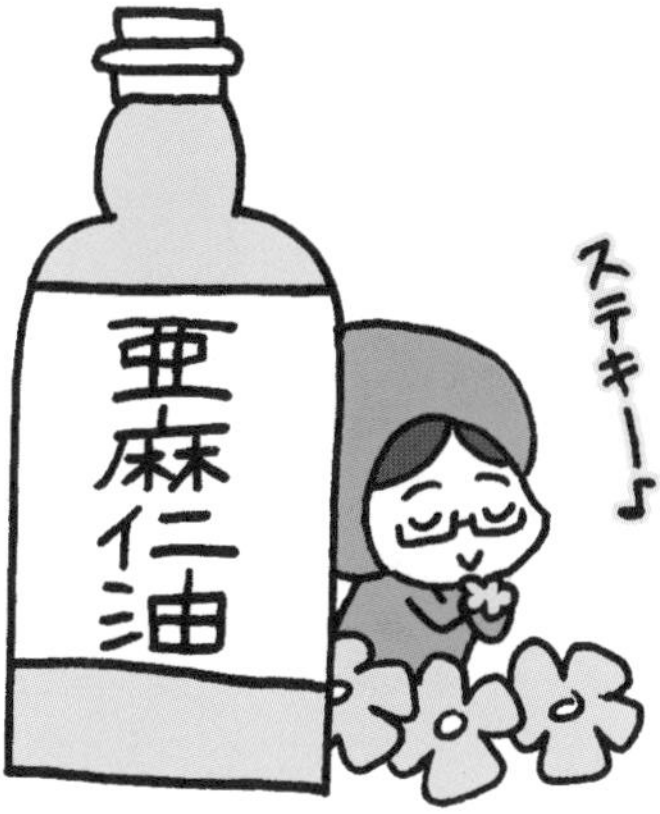

▲ 赤トウガラシ
体を温めてくれる働きのあるトウガラシとは相性がよい。

Bad! O型さんが"太りやすい"嗜好品

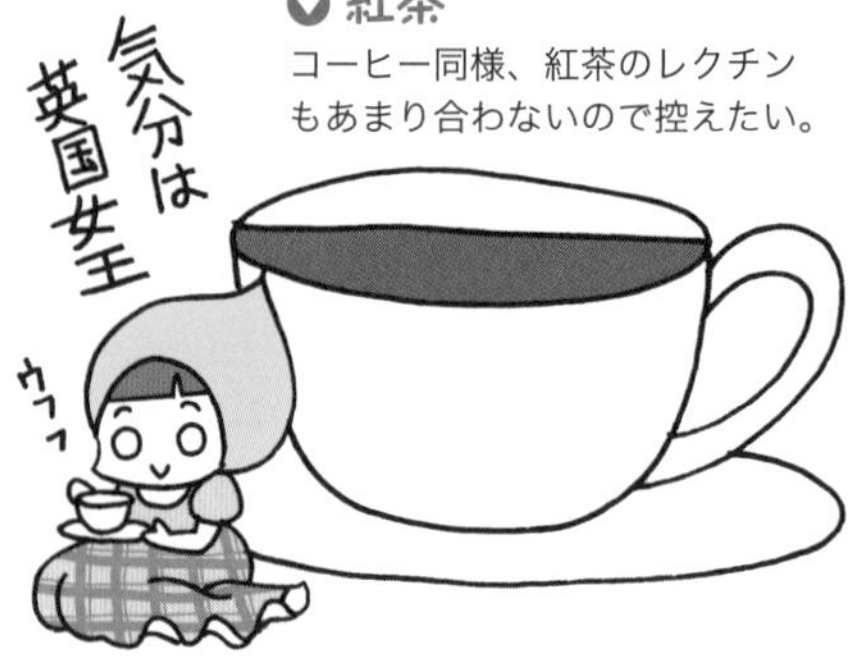

▼ 紅茶
コーヒー同様、紅茶のレクチンもあまり合わないので控えたい。

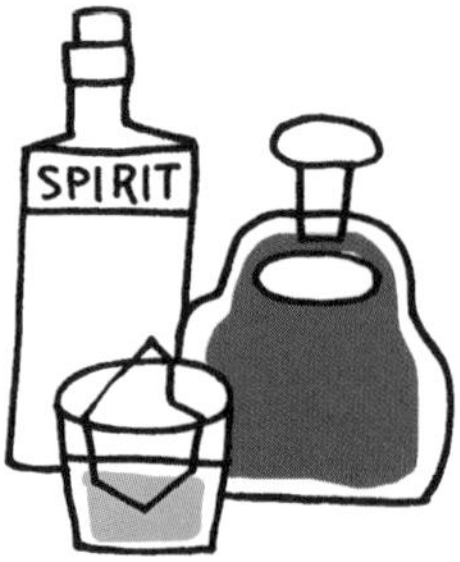

△ 蒸留酒
焼酎、ウィスキー、ウォッカ、ジン、ラム酒などは体質に合わない。

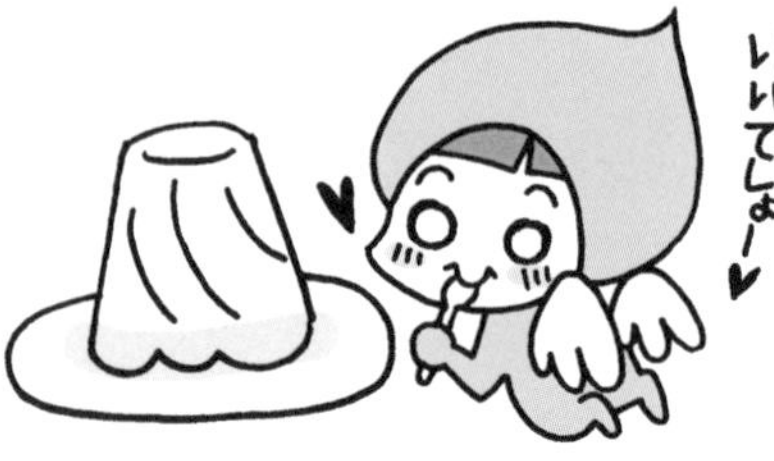

△ 牛乳がメインのスイーツ
O型は乳製品が苦手なので控えるべき。

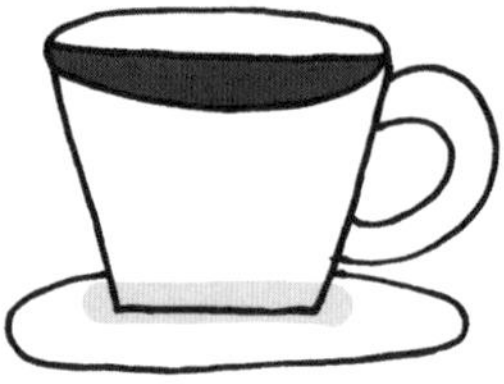

△ コーヒー
胃酸を多くするので避けたほうがよい。

硬水や天然炭酸が合う スイーツは米粉のものを

動物性タンパク質がメインの食生活でバランスをとっているO型は、体が酸性の傾向があり、硬水や天然炭酸水が合うと言われています。ただし、O型の性質をもっているとはいえ、日本の土壌で育ってきた影響は少なからずありますので、海外のミネラルウォーターではなく日本の天然水を飲むようにしたほうがよいでしょう。

また、乳製品と小麦粉が苦手なO型は、ケーキやシュークリームなどのスイーツを食べると太ってしまいます。なるべく牛乳ではなく豆乳のものを、小麦粉ではなく米粉のスイーツを選ぶよう心がけてください。

Good! O型さんが“太りにくい”嗜好品

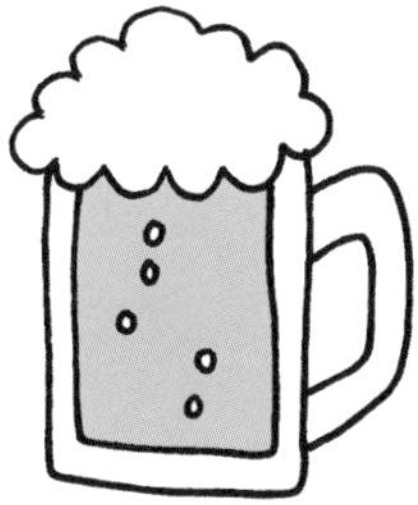

◀ ビール

O型に合うアルコール飲料は限られるが、発酵炭酸系のビールはOK。

▼ 硬水

体が酸性のO型には硬水が合う。なるべく日本の天然水を選ぼう。

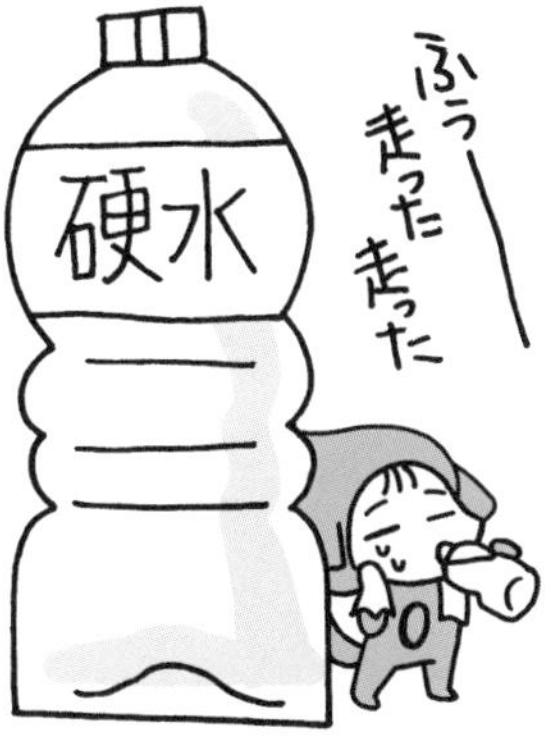

▲ 赤・白ワイン

赤・白どちらもOK。酸化防止剤が入っていないほうがよい。

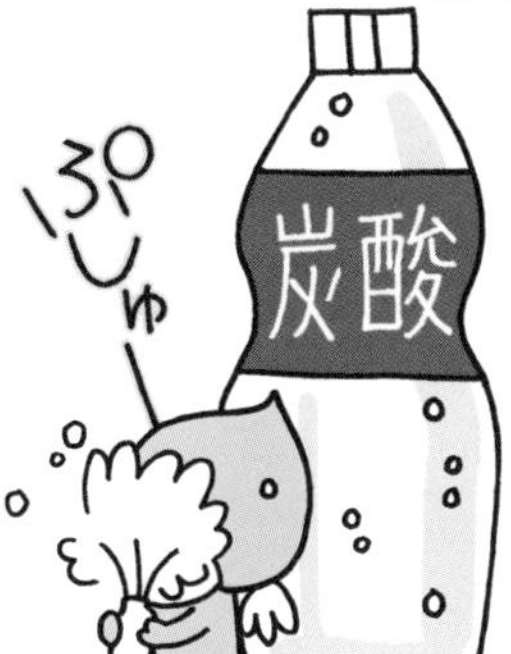

◀ 天然炭酸水

日本人でも天然炭酸水が比較的体に合うのはO型。

Column 1

血液型の基礎知識

血液型遺伝の一例

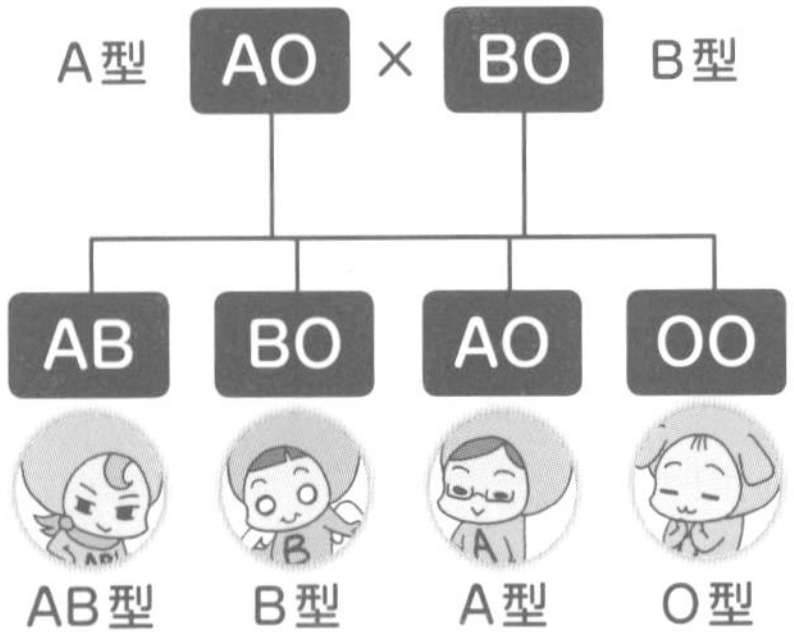

血液型はどうやって決まるの？

自分の血液型は、両親の血液型の組み合わせによって決まります。単純にA型と言っても、AA型とAO型があることを知っていますか？

- AAまたはAO→A型になる
- BBまたはBO→B型になる
- OO→O型になる
- AB→AB型になる

OはA、Bに対して劣性となるため、AO、BOの両親から生まれる子供の血液型はA、B、O、ABすべての可能性があります。逆にOO同士の両親からはO型の子供しか生まれません。

O型はみんなの人気者だけど…？

輸血は同じ血液型で行われるのが前提ですが、緊急時、患者の血液型がわからなければ暫定的にO型の血液を輸血することがあります。A、Bに対して劣性のO型は、すべての血液型にとって輸血しても拒絶反応を起こす危険性がないからです。しかし、O型自身は同じくO型の血液しか受け付けません。

B、AB型にも頼られるが…

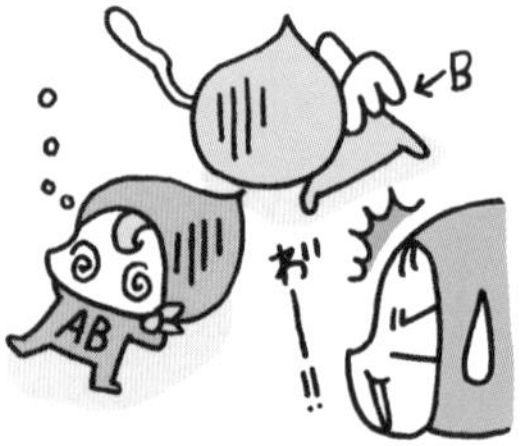

O型はA型にも…

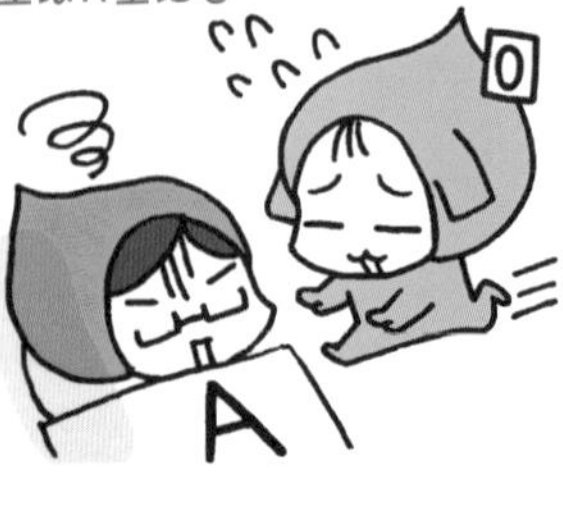

O型のピンチはO型しか救えない…。

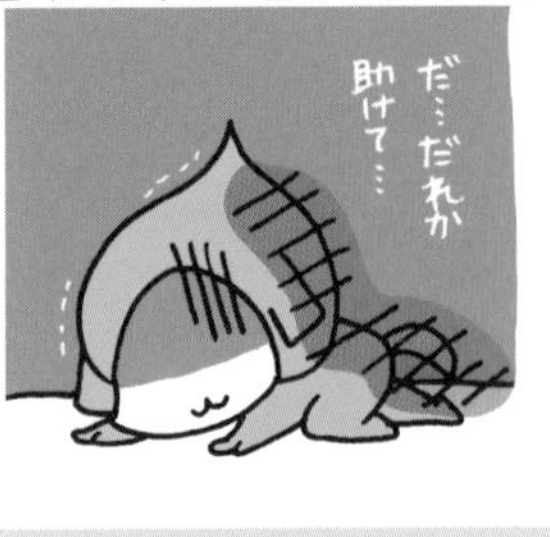

第3章

食事で実践！
O型さんダイエット

第２章で紹介した「太りにくい食材」を使って、実際にどのようなメニューが自分の血液型に合っているかを紹介します。毎日の生活にぜひ役立ててください。

check!!

O型さんの ダイエット料理をチェック！

瘦せやすい体をつくるための食事のポイントを
押さえれば、よりダイエットが効率的に。
さらに、簡単に挑戦できるダイエットレシピを紹介します。

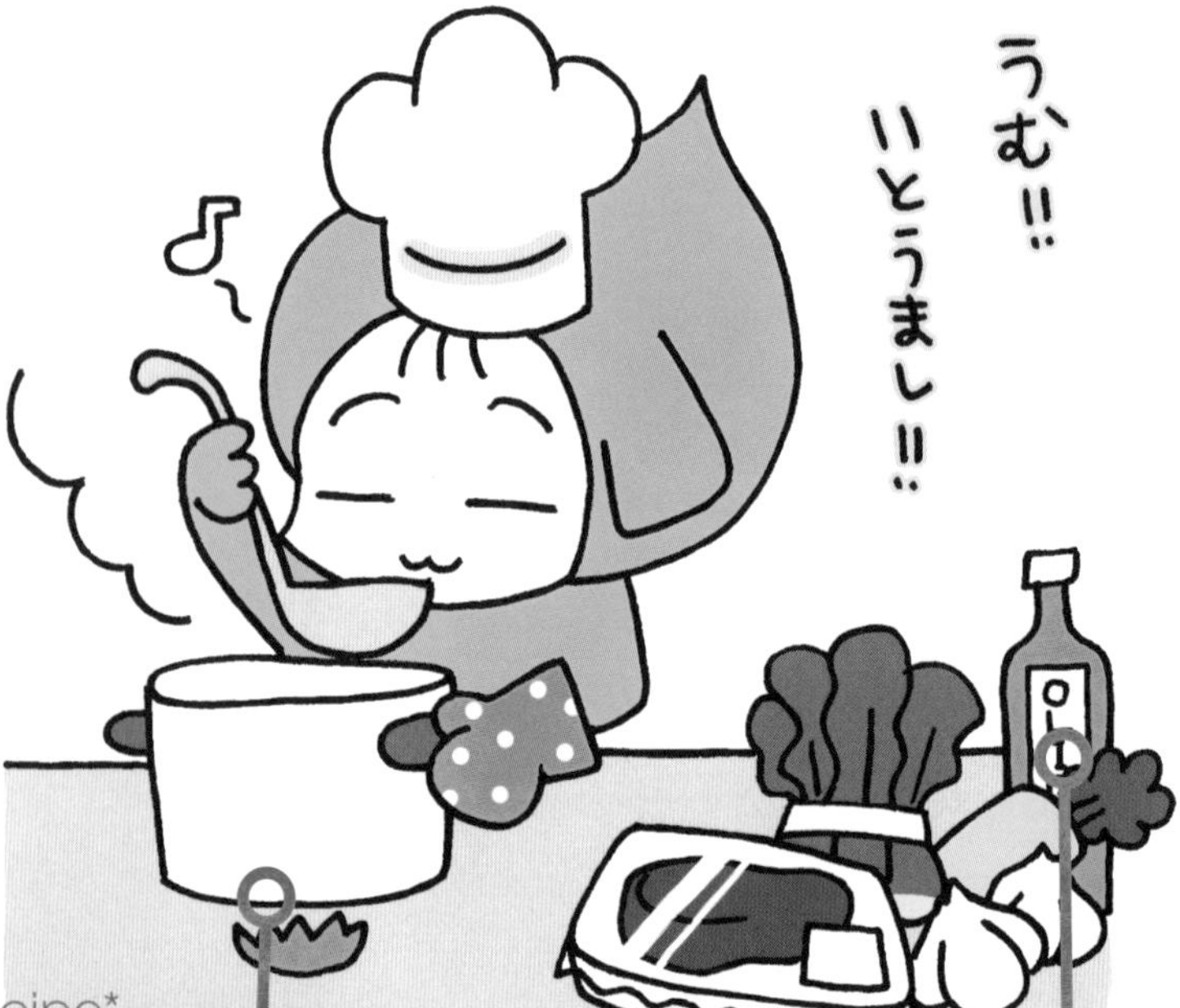

Recipe

太りにくい食材を中心にレシピに挑戦！

▶ 詳しくは P62へ！

How to eat

旬の食材を取り入れよう

▶ 詳しくは P51へ！

Cooking

油や調味料に注意しよう

▶ 詳しくは P55へ！

実践1

痩せやすい体をつくる食の心得

ただカロリーを減らしても美しい体は手に入りません。まずは押さえておきたい食事の基本的な考え方を紹介します。

旬を意識した食事が基本！

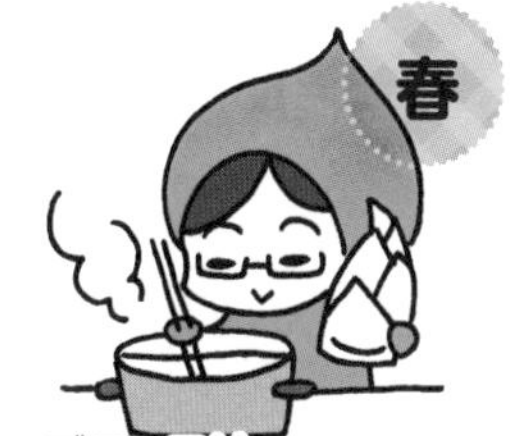

ブロッコリー、
新タマネギなど

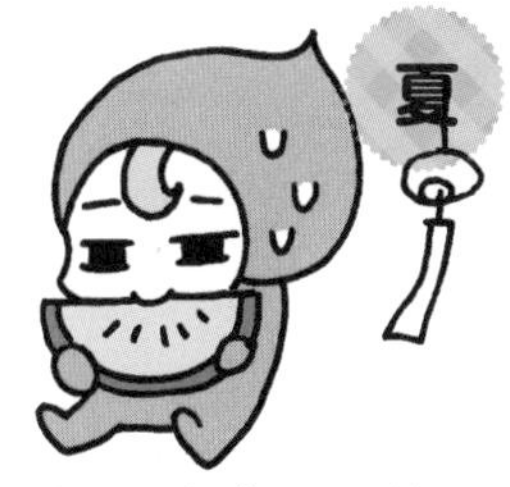

オクラ、カボチャなど

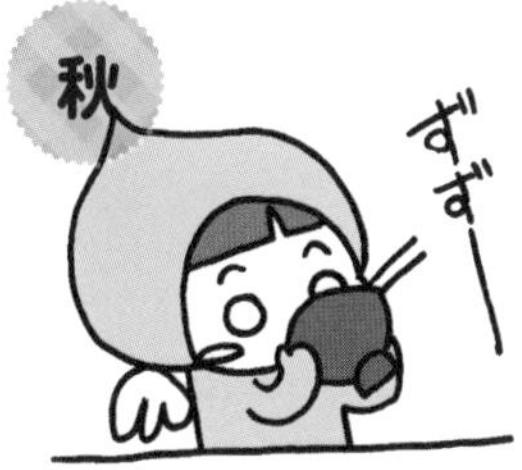

サツマイモ、イチジクなど

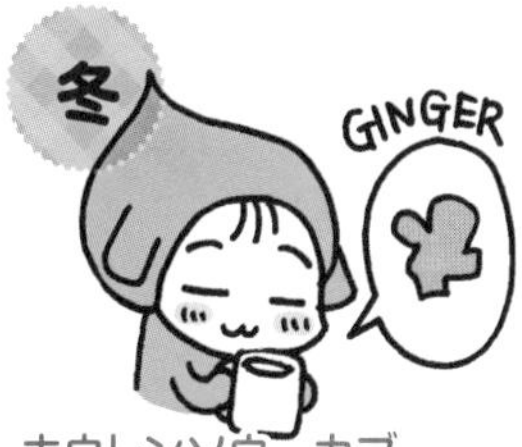

ホウレンソウ、カブ、
ショウガなど

旬の食材を選んで質の高い食事をしよう

美しく痩せるためには、体のコンディションに合わせて栄養をとることが必要です。そのために大切なのが季節を意識した食事。本来自然とともにあるはずの私たちが旬のものをその時期に合わせた調理法で食べることは、食生活の基本なのです。

血液型に合った食材を中心に、春は食材をやわらかく煮て食べ、夏は水分の多い消化のよい野菜を選ぶこと。秋になったら生野菜は控え、冬には根菜など体が温まる食材を食べましょう。

栄養の吸収を高める野菜の食べ方

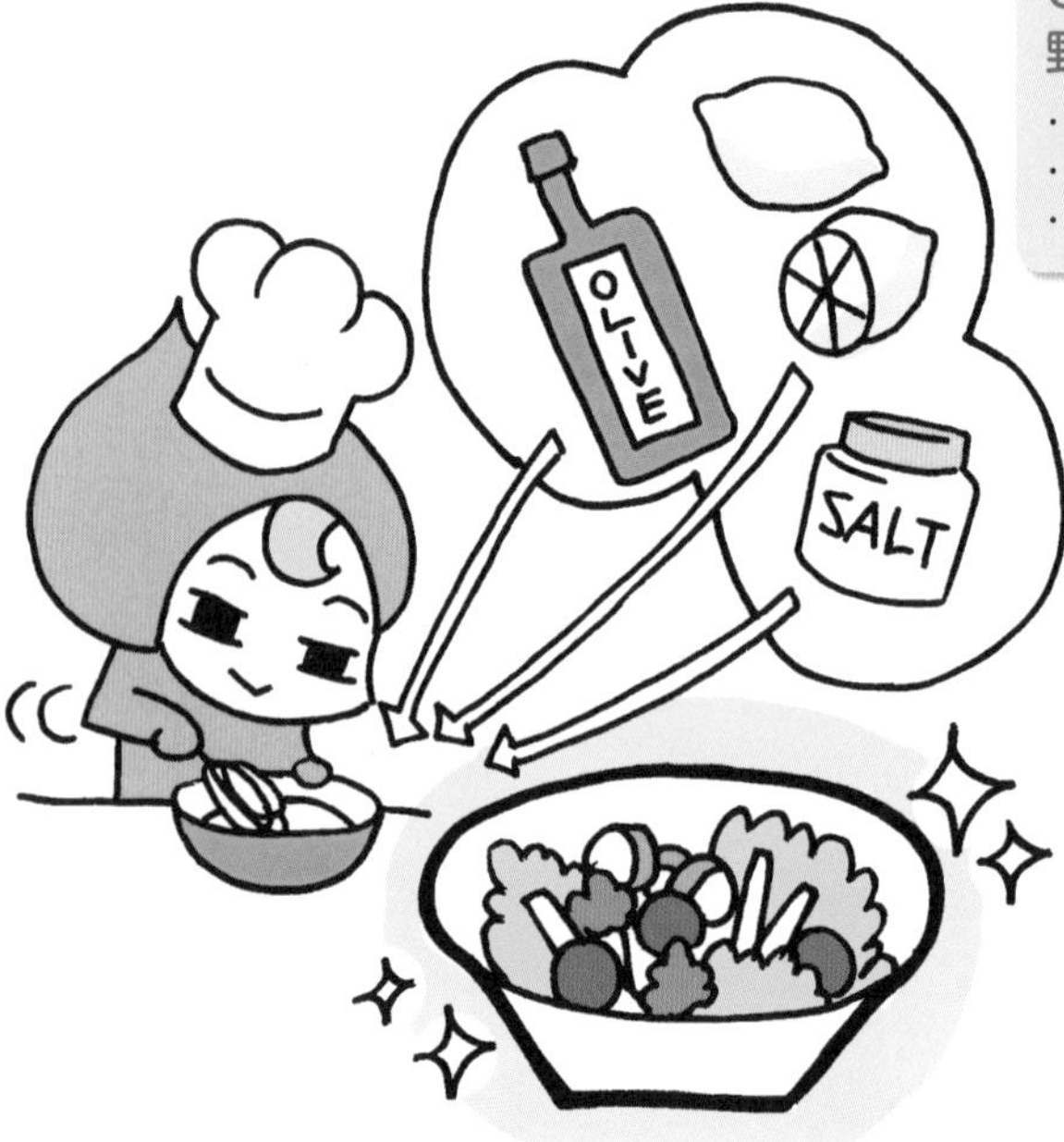

O型におすすめの野菜サラダ

- ・ブロッコリー
- ・パセリ
- ・紫タマネギ

オリーブオイルドレッシングの作り方

エキストラバージンオリーブオイル大さじ3、レモン汁大さじ3、天然塩少々を密閉容器に入れてよくふる。少し白くなればでき上がり。好みでビネガーやしょうゆ、コショウ、パセリ、バジルなどを加えてもOK。

ノンオイルよりも少量のオリーブ油を

　生野菜を食べればヘルシーで、ドレッシングはノンオイルがよいと思っている人がいますが、野菜の栄養素を体の中に十分取り込むためには、油分が必要です。冬場には体を冷やすので控えたほうがよいと言われる生野菜も、油分と一緒にとると体の冷えを予防できるのです。

　ただし、市販のドレッシングは油がよくない可能性もあるので、オリーブ油で自家製ドレッシングを作るとよいでしょう。オリーブ油はどの血液型にもおすすめできる油です。

　また、自分の血液型に合う野菜を原材料とした、野菜ジュースを飲むのも効果的です。

毒にあたらないための肉の食べ方

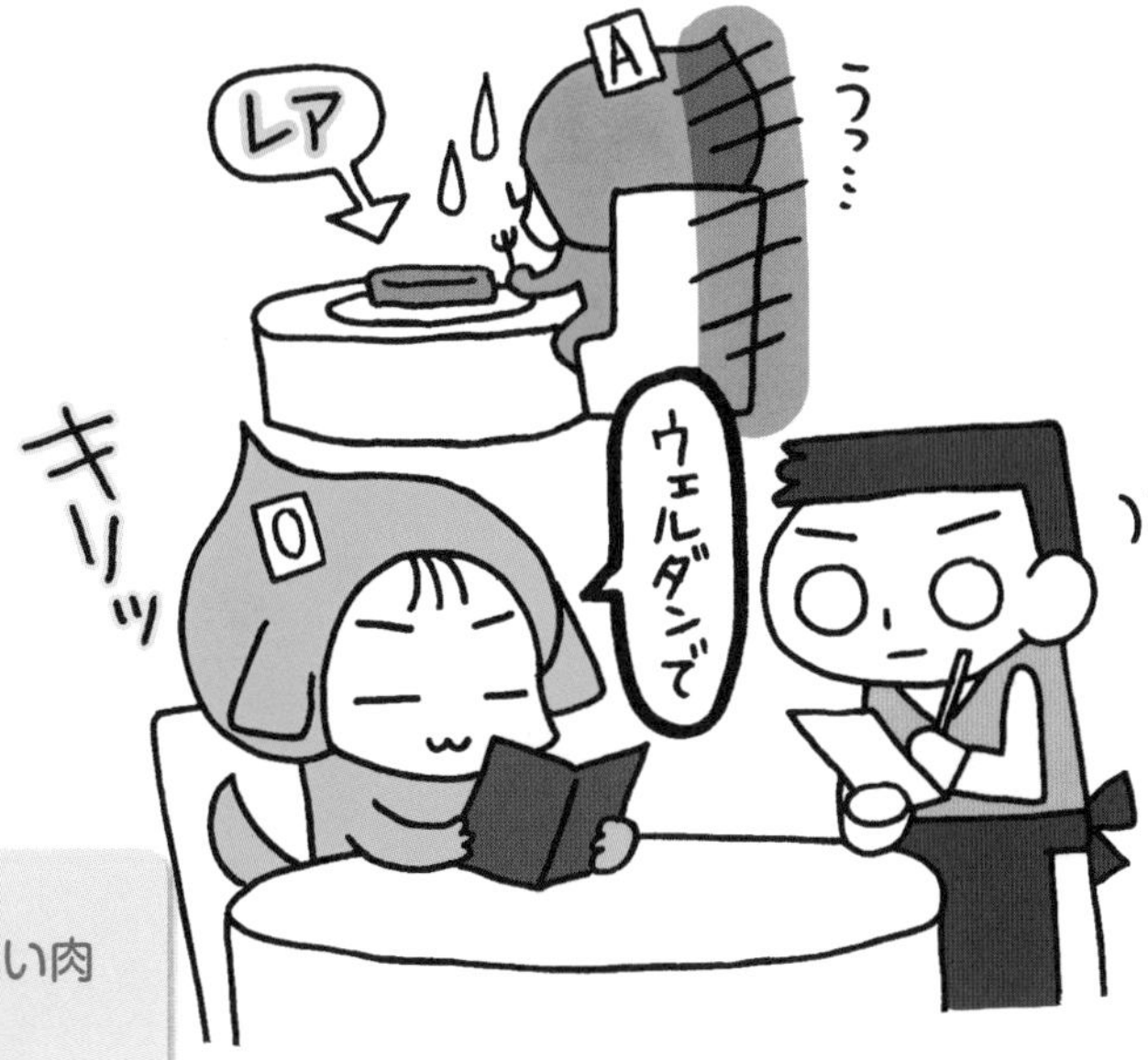

O型が特に気をつけたい肉

- 豚肉
- ベーコン・ハム

焼き加減はミディアムよりもウェルダンで

人間の体は「弱アルカリ性」を保つのがよいと言われています。血液型にかかわらず、健康な体をつくるうえで大切なのは、「酸性」の肉と「アルカリ性」の野菜を、どちらか一方に偏り過ぎることなく、バランスよく食べることです。

ステーキなどは一般的にレアやミディアムが美味しいと感じやすいですが、肉は病原体をもっている可能性もあり、その肉が自分の血液型に合わない場合、火の通りが足りないと毒の影響が出やすくなります。また、パセリなどが肉の毒を消し、消化吸収を助ける働きがあるので併せて食べるとよいでしょう。

甘いもの、お酒との付き合い方

甘いものは必ず食後に

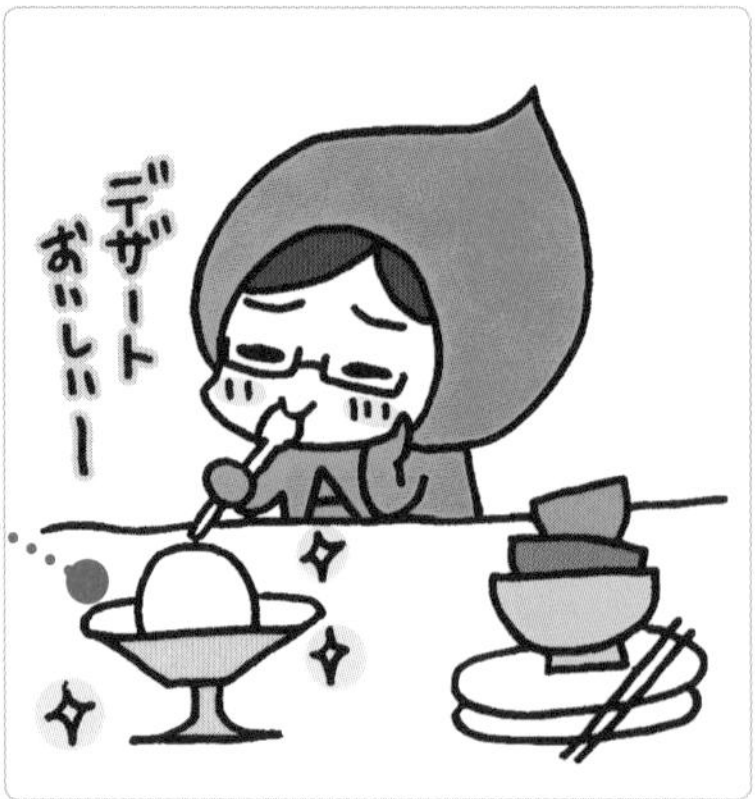

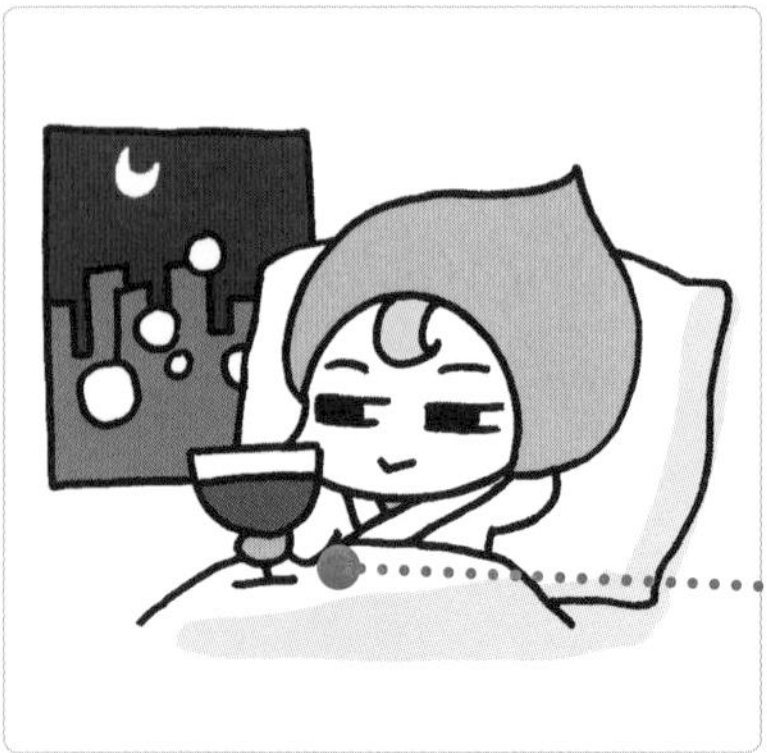

寝付けないときは
1杯のワインを

急激な血糖値の上昇が悪循環を招く

ダイエットの敵は甘いものです。甘いものを食べると血糖値が上がって一時的に疲れが取れたように感じますが、急激に上がった血糖値は急降下するので、さらに甘いものが食べたくなる悪循環に陥ります。これを避けるために、甘いものは必ず食後に食べるようにしてください。

また、夜更かしせずに睡眠を充分とることで、体脂肪の減少を促進することができるので、ダイエットの際には早寝を心がけ、就寝2時間前には食事を済ませておくのが理想的です。なお、なかなか寝付けない人は、就寝前にワインをグラス1杯飲むのもよいでしょう。

実践

2

O型さんのダイエット料理のポイント

血液型ごとに合う調理方法にも違いがあります。合う食材と組み合わせて取り入れればさらに効果アップ！

Q O型さんのダイエット料理は？

▶油と調味料に注意しながら洋食レシピでダイエット A

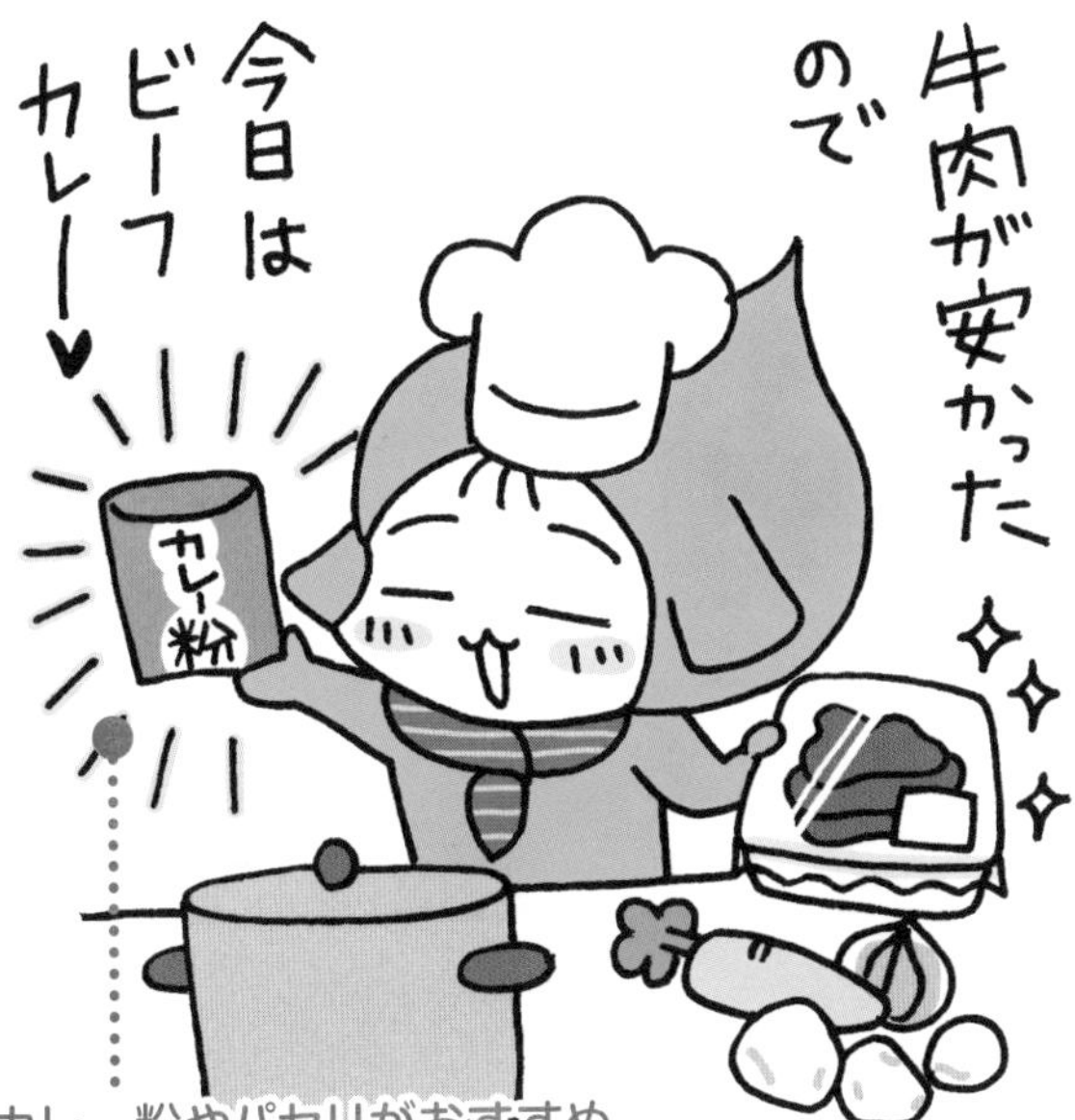

カレー粉やパセリがおすすめ
酸性の調味料は控えめに

肉や魚を中心に体に合ったものをセレクト

細かいことが苦手なO型の人は、少しずつでもいいので、体に合う食材を選ぶように心がけダイエットレシピに挑戦を。基本的には、肉や魚を中心とした洋食のレシピがおすすめです。

また、調理の際は油や調味料にも注意してください。炒め物の油にはコーン油ではなくオリーブ油、ゴマ油を使うようにしましょう。調味料はカレー粉やパセリがO型にはおすすめ。酢やケチャップ、ソースは使い過ぎに注意してください。

O型さんのベストな“朝食”の一例

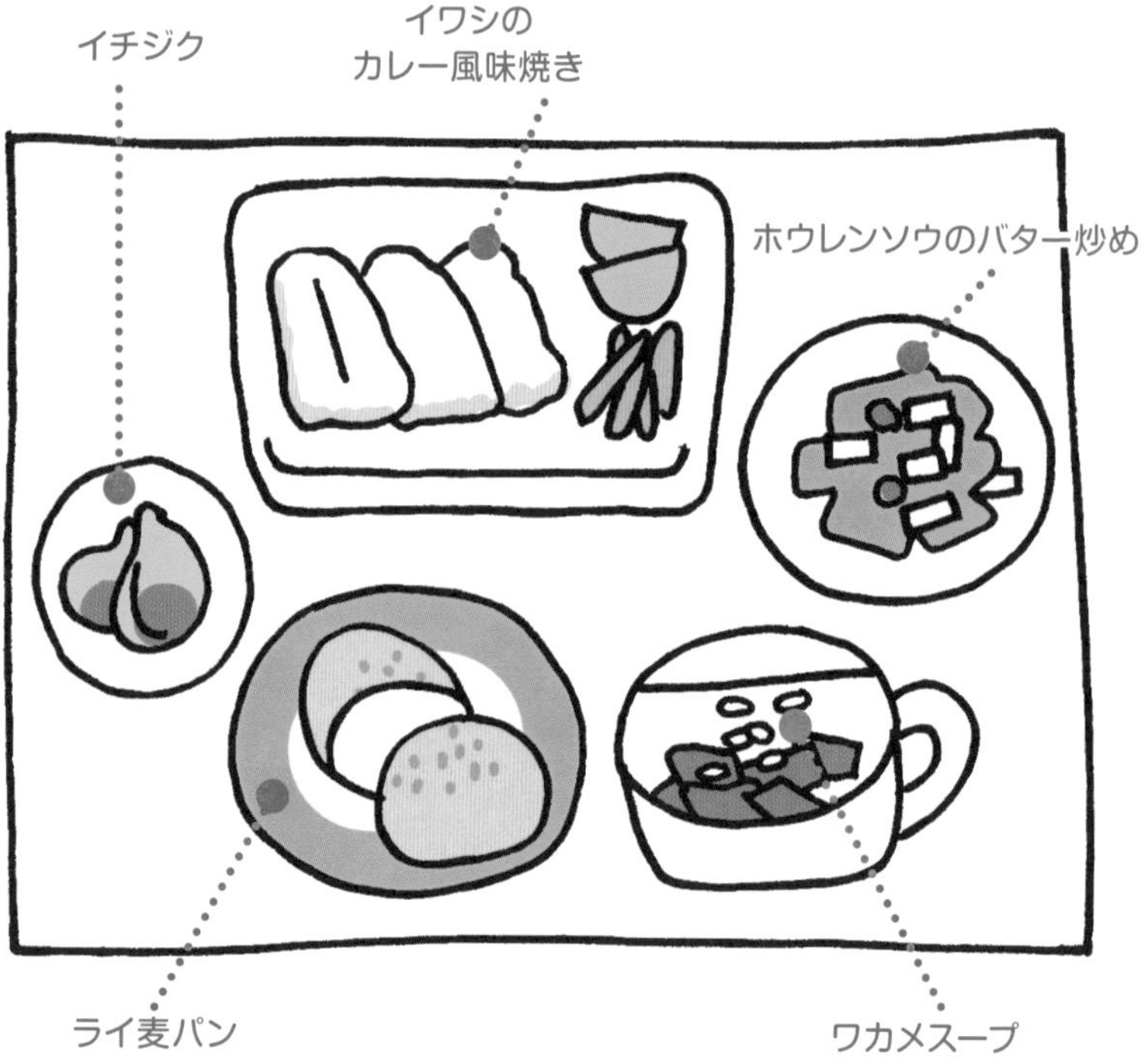

食パンよりライ麦パンを肉は必ず野菜と一緒に

O型は肉類だけに偏ることなく、体に合ったさまざまな食材を上手に組み合わせて朝・昼・夕の食事をバランスよくとるようにしましょう。

例えば、朝食にはO型が太りやすい食パンではなく、比較的太りにくいと言えるライ麦パンを選ぶのもおすすめです。また、O型の体によい効果をもたらしてくれる野菜や海藻は、炒めたり、サラダやスープにしたりして、積極的にとってください。

それから、肉類を食べるときは、体に合う野菜と一緒に炒めたものなどを選ぶとよいでしょう。肉野菜炒めやニラレバはそのよい例です。

O型さんのベストな“昼食”の一例

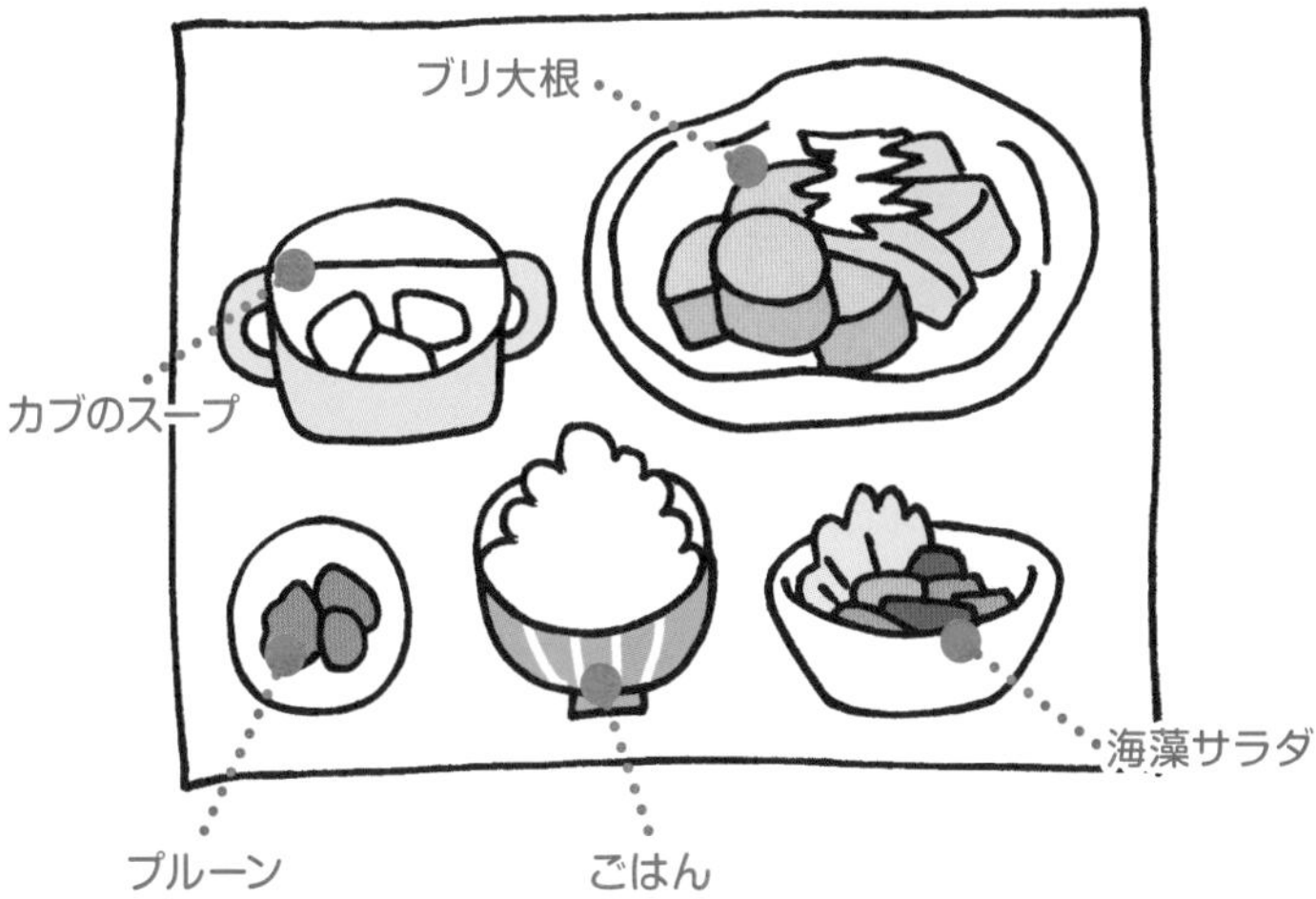

O型さんのベストな“夕食”の一例

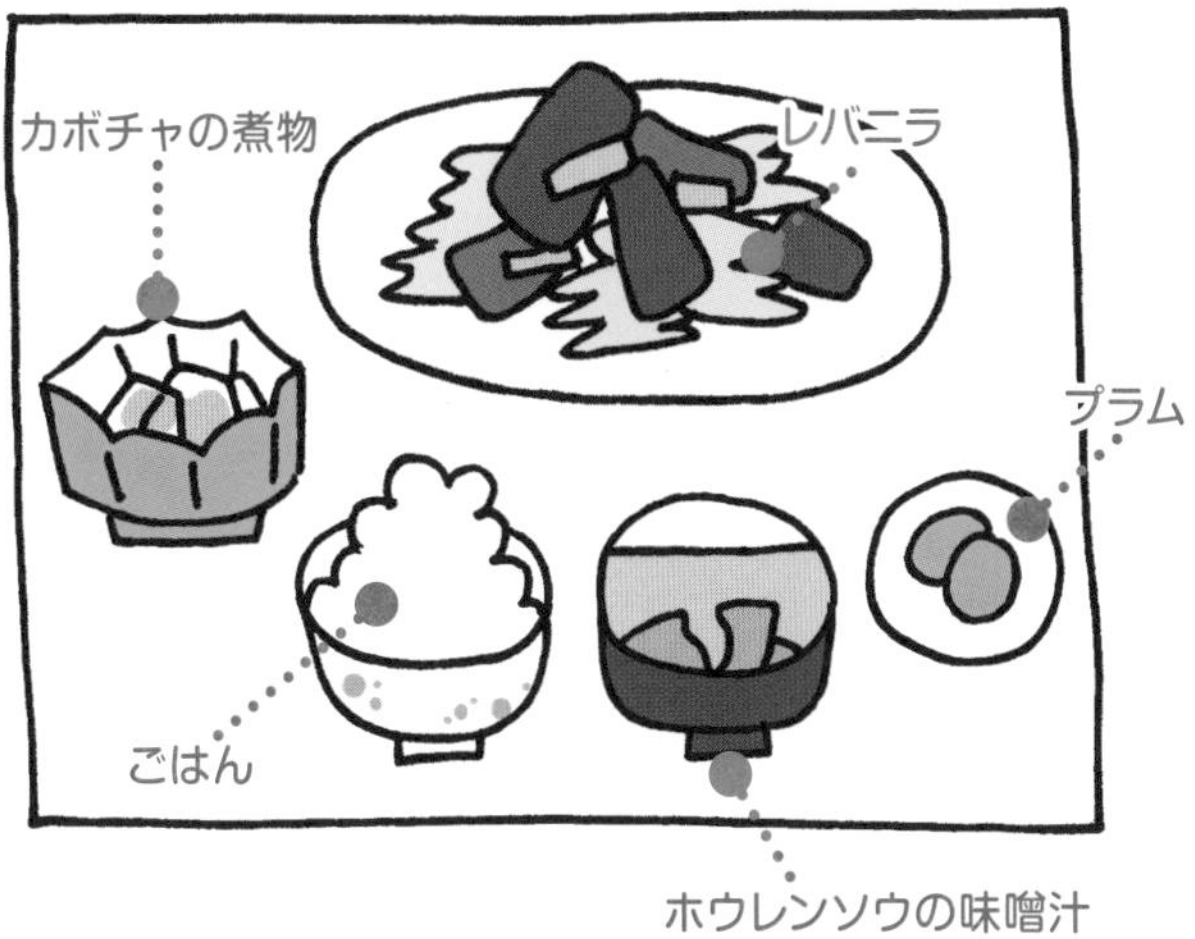

実践 3

O型さんの太りにくいおやつ

ダイエット中はおやつなんて厳禁と思いがちですが、「血液型ダイエット」では間食OK！上手な取り入れ方を紹介します。

Q O型さんの間食は？

上手に選ぶことで太りにくい体に A

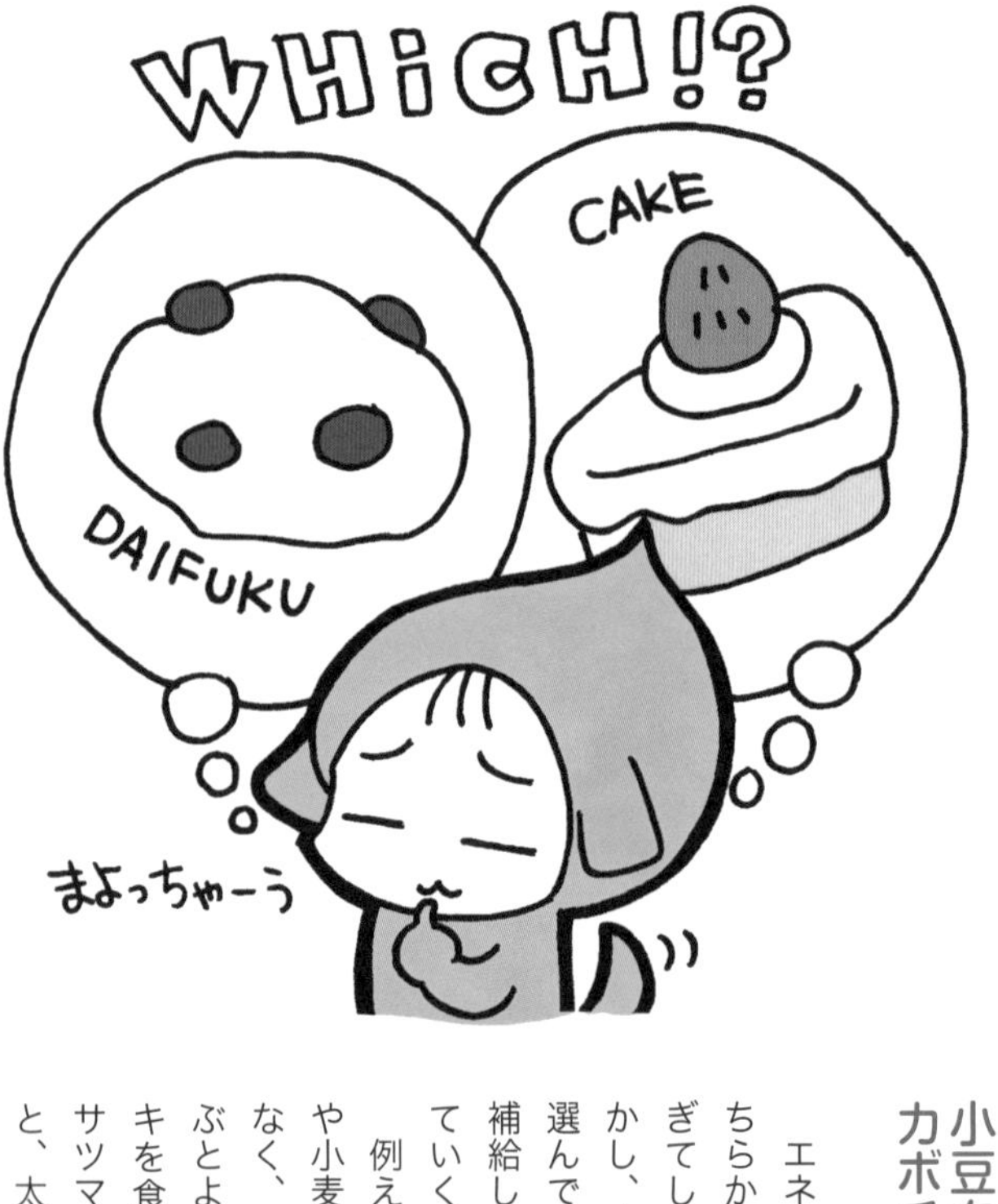

小豆を使った和菓子やカボチャなどが◎

エネルギッシュなO型は、どちらかといえばおやつを食べ過ぎてしまう傾向があります。しかし、自分の体に合った食品を選んで間食することで、栄養を補給し、太りにくい体をつくっていくことができます。

例えば、O型の人は、乳製品や小麦粉を使ったスイーツではなく、小豆を使った和菓子を選ぶとよいでしょう。また、ケーキを食べるときは、カボチャ、サツマイモを使ったものを選ぶと、太りにくくなります。

積極的にとりたいおやつ

▼最中

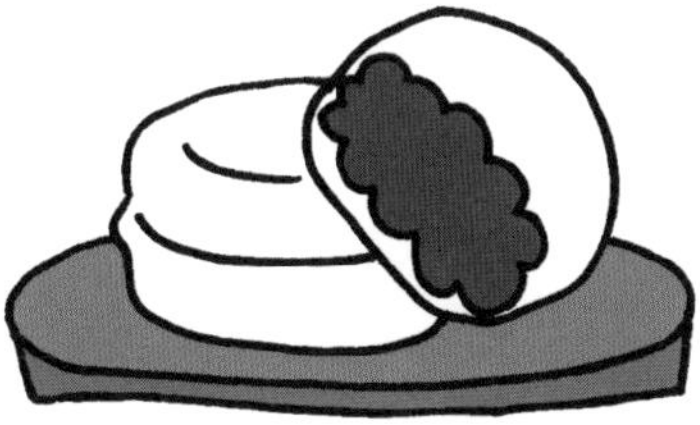

▼いもようかん

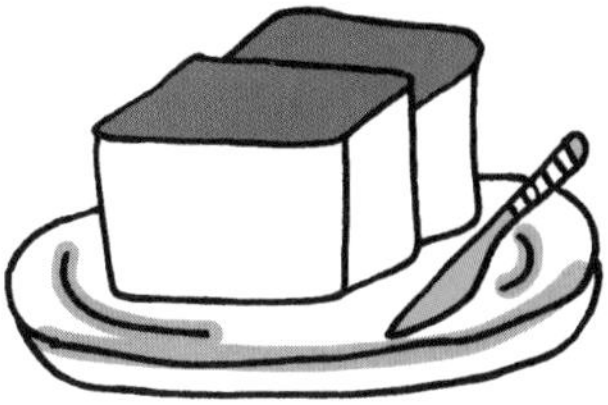

▶おはぎ

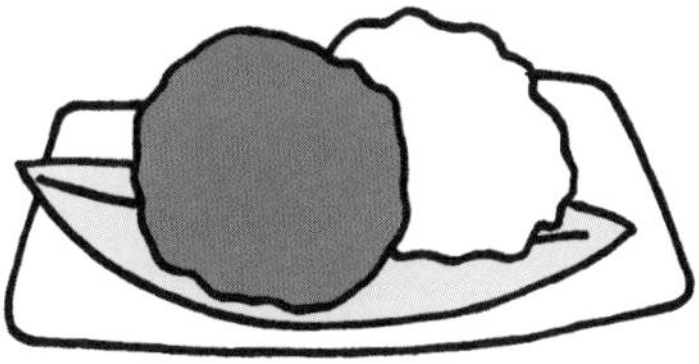

おすすめの組み合わせ一覧

おやつ		飲み物
スイートポテト	と	ジンジャーエール
最中	と	緑茶
おはぎ	と	緑茶
いもようかん	と	緑茶

実践
4

O型さんの太りにくい外食

カロリーオーバーになりがちな外食ですが、ときには息抜きも必要。ただしメニューの選び方にひと工夫を。

Q O型さんの外食ポイントは？

▶メニューを選べば外食も怖くない！ A

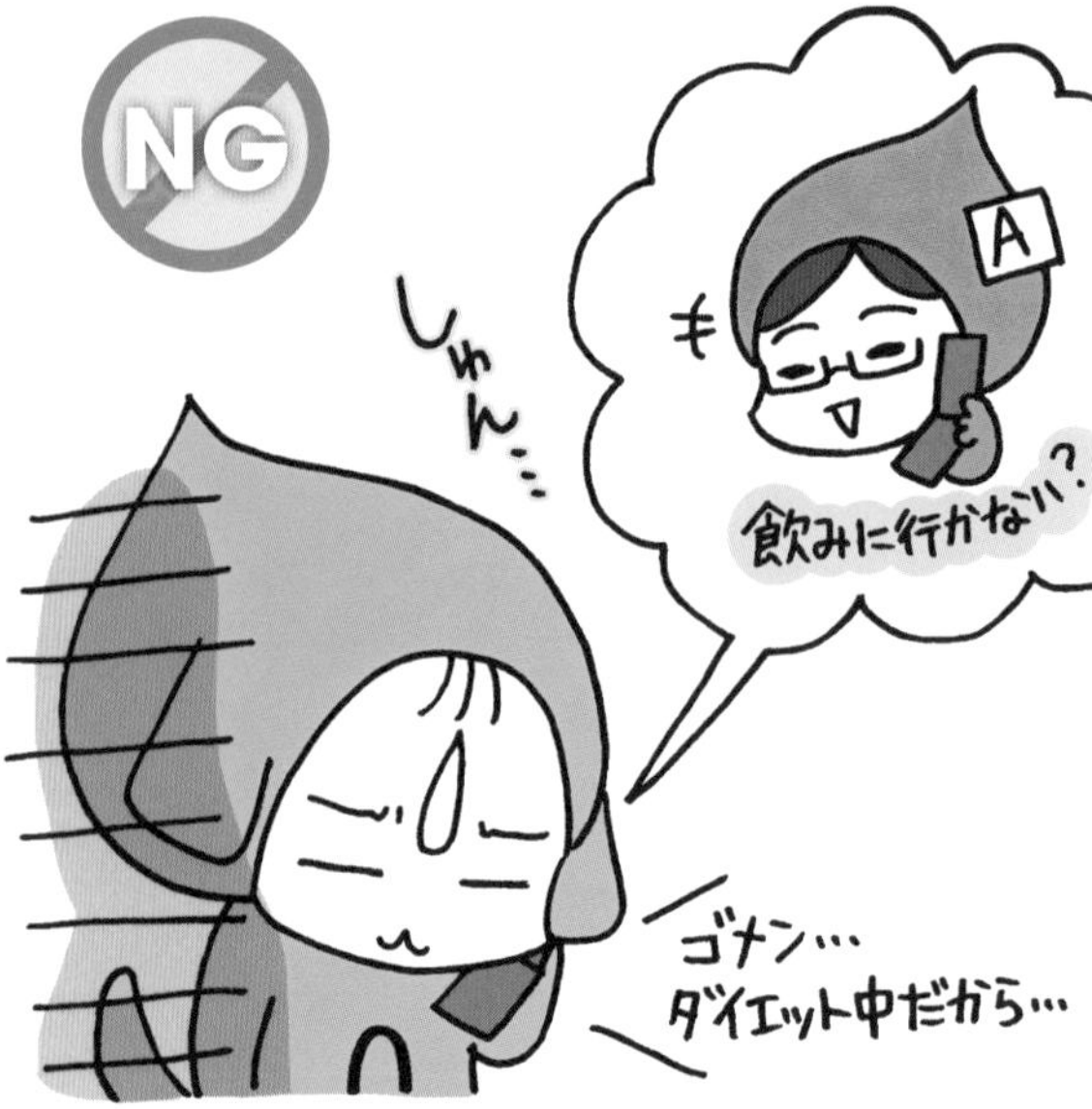

外食でも考え方は同じ体にいい食材を選ぼう

外食の場合は、なかなか思い通りに食材を選べないということもあるでしょう。でも、神経質になる必要はありません。このダイエット法は、1日できなければもうそれで失敗というものではありません。1日くらい体に悪いものを食べてしまっても、その後何日か体によいものを中心に食べればよいのです。体に合わないものを一切排除しようとするのではなく、バランスをとりながら、よりよいメニューを選びましょう。

迷ったらこれを選ぼう！

イタリアン

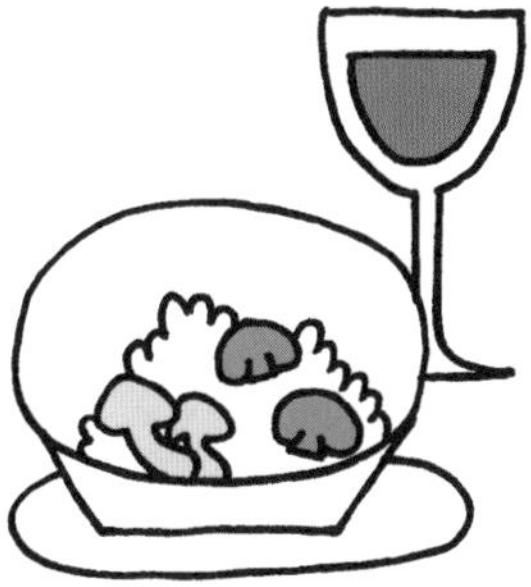

▶ リゾットと赤ワイン

乳製品はあまり合わないのでトマト系のものなどがオススメ。

ハンバーガーショップ

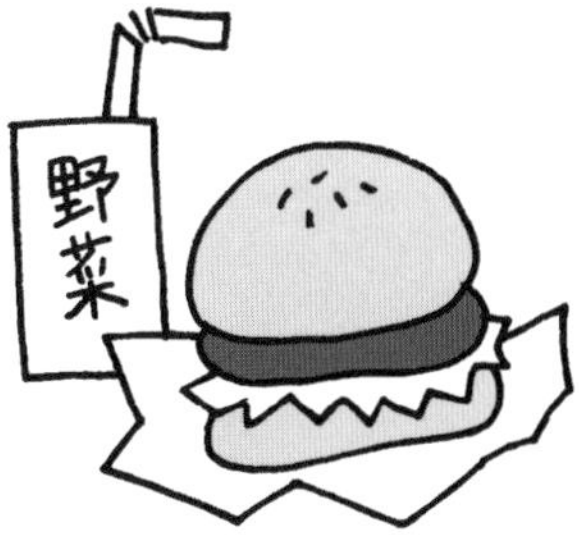

▶ ハンバーガーと野菜ジュース

肉に強いO型は、ハンバーガー全般OK。野菜ジュースで栄養を補って。

居酒屋

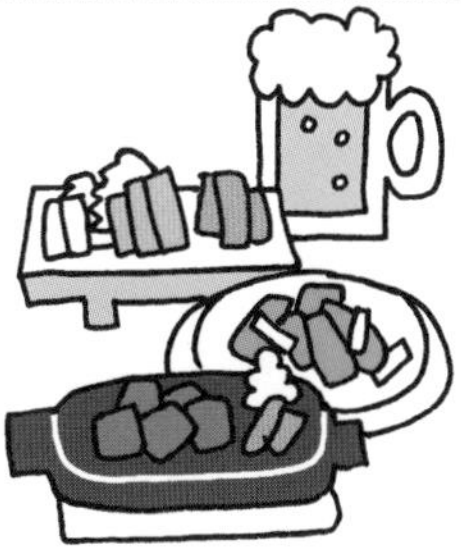

▶ ホウレンソウのソテー、サイコロステーキ、刺身盛り合わせと生ビール

肉、魚を中心に、緑黄色野菜もしっかりとること。ビールもOK。

中華料理

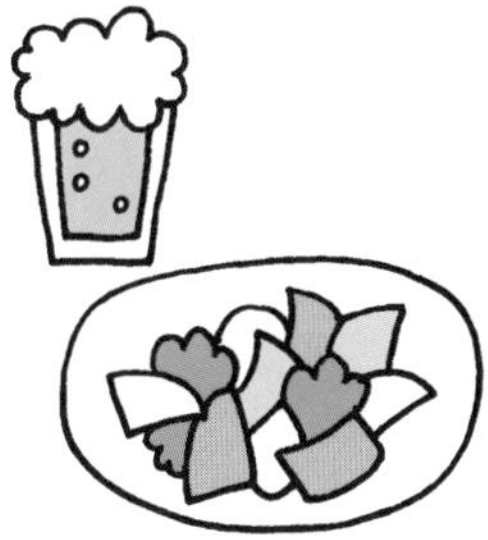

▶ 八宝菜とグラスビール

色の濃い野菜入りのものをチョイス。コショウなどの香辛料は極力避けて。

クセのあるラムを食べやすくアレンジ
ラムカレー

O型と相性抜群の肉類の中でも、特によいとされるラムを使ったカレー。スパイスとの相乗効果で、パワーが湧いてきそう！

O型に合う食材はコレ！

- ラム
- ブロッコリー
- オクラ
- カボチャ
- オリーブオイル
- ニンニク
- カレー粉

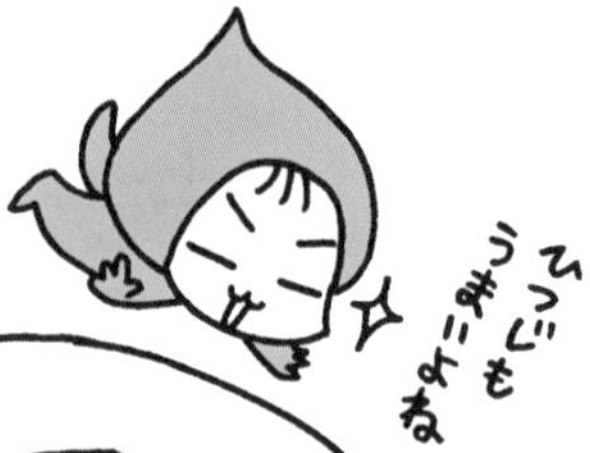

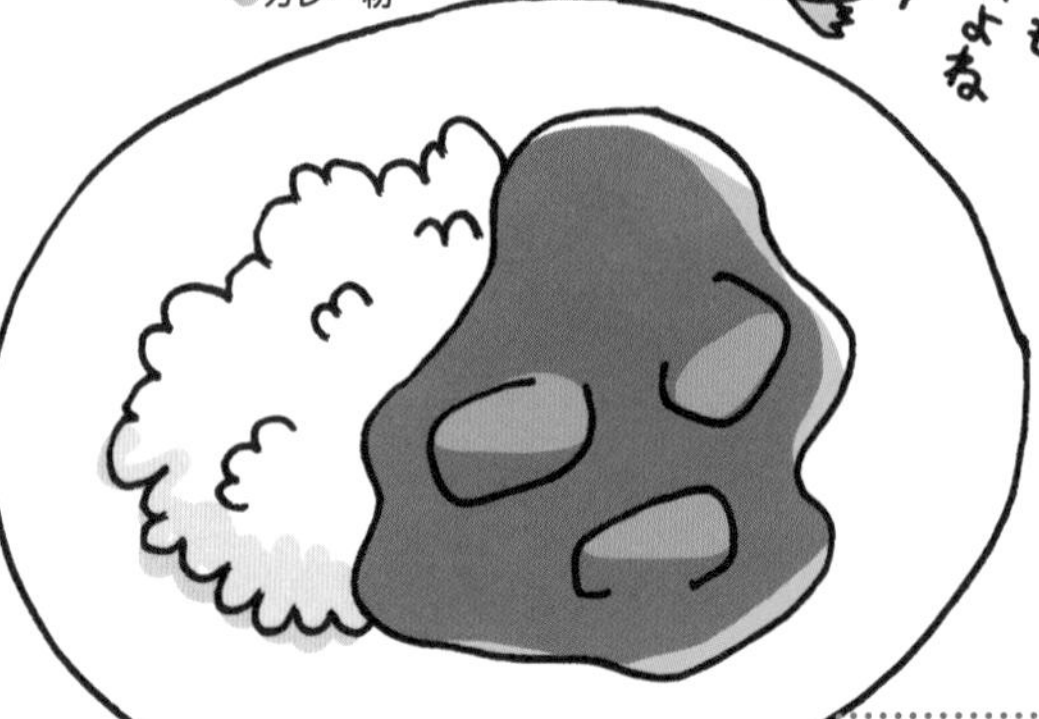

480Kcal/1人分

材料(2人分)

ごはん…360g
ラム…100g
ブロッコリー…1/4株
オクラ…4本
カボチャ…2切れ
タマネギ…1/2個
ニンニク…1かけ
カレー粉…大さじ1
オリーブオイル…大さじ1
水…500cc
固形ブイヨン…1個
しょうゆ…小さじ2
塩…少々

作り方

❶ ラムは一口大に切っておく。
❷ ブロッコリーは房に分けてオクラと塩ゆでし、カボチャは一口大に切っておく。タマネギは薄切りにする。
❸ フライパンにオリーブオイルとニンニクのみじん切りを入れて少し炒め、香りが出てきたら、タマネギを加えてさらに炒める。
❹ ❸に❶のラムを加えて火が通るまで炒め、水とブイヨンを加える。
❺ 煮立ったらカボチャとカレー粉を入れてさらに煮て、ブロッコリーとオクラを加え、塩としょうゆで味を整える。
❻ お皿にごはんを盛り、❺をかける。

血液型ごとに体にいい食材を使ったダイエットレシピを紹介！　簡単にできるものばかりなので、ぜひ挑戦してみましょう。

代謝効率を高める赤身魚を使って

ブリあんかけ

O型の代謝効率を高める赤身魚をリッチなあんかけに。お好みでショウガを加えれば、身体を温めてくれる最強メニューに！

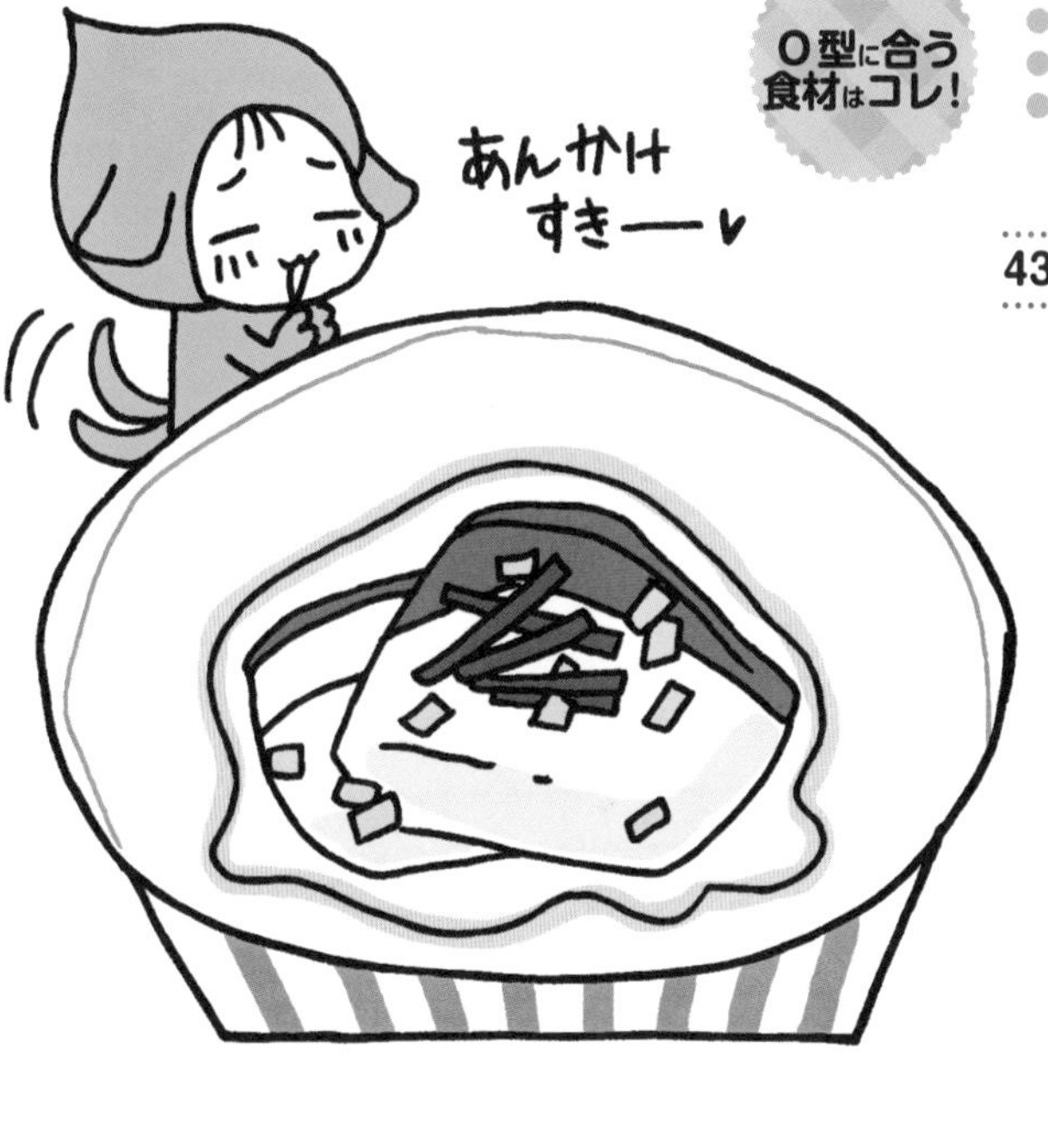

O型に合う食材はコレ！

- ブリ
- カブ
- オリーブオイル

433 Kcal/1人分

材料（2人分）

ブリ…2切れ
カブ（葉つき・小）…2個分
ニンジン…5cm
片栗粉…大さじ2
オリーブオイル…大さじ2
だし汁…150cc
水溶き片栗粉…大さじ1
しょうゆ…小さじ3
酒…小さじ3
みりん…小さじ3

作り方

❶ ブリをバットに入れ、しょうゆ・酒・みりん各小さじ1を合わせてかけ、漬けておく。
❷ カブの根とニンジンは皮をむいて千切りにし、カブの葉は細かく刻んでおく。
❸ ❶のブリの水分を拭き取り、片栗粉大さじ2をまぶす。フライパンにオリーブオイルを加えて火にかけ、温まったらブリを入れてこんがりと焼く。
❹ 鍋にだし汁、しょうゆ・酒・みりん各小さじ2を入れて熱し、沸騰したら❷のカブの根とニンジンを全部、カブの葉の半分を加えて煮る。水溶き片栗粉を加えてあんを作る。
❺ 皿に焼いたブリを盛り、❹のあんをかけ、最後に残りのカブの葉を散らす。

白身魚をみぞれでさっぱり
タラとカブのみぞれ丼

高タンパクでカロリーの低いタラを、カブのみぞれでさっぱりと仕上げた丼。味つけが物足りないときは、しょうゆを加えてもOK。

515 Kcal/1人分

O型に合う食材はコレ!

- タラ
- オリーブオイル
- カブ

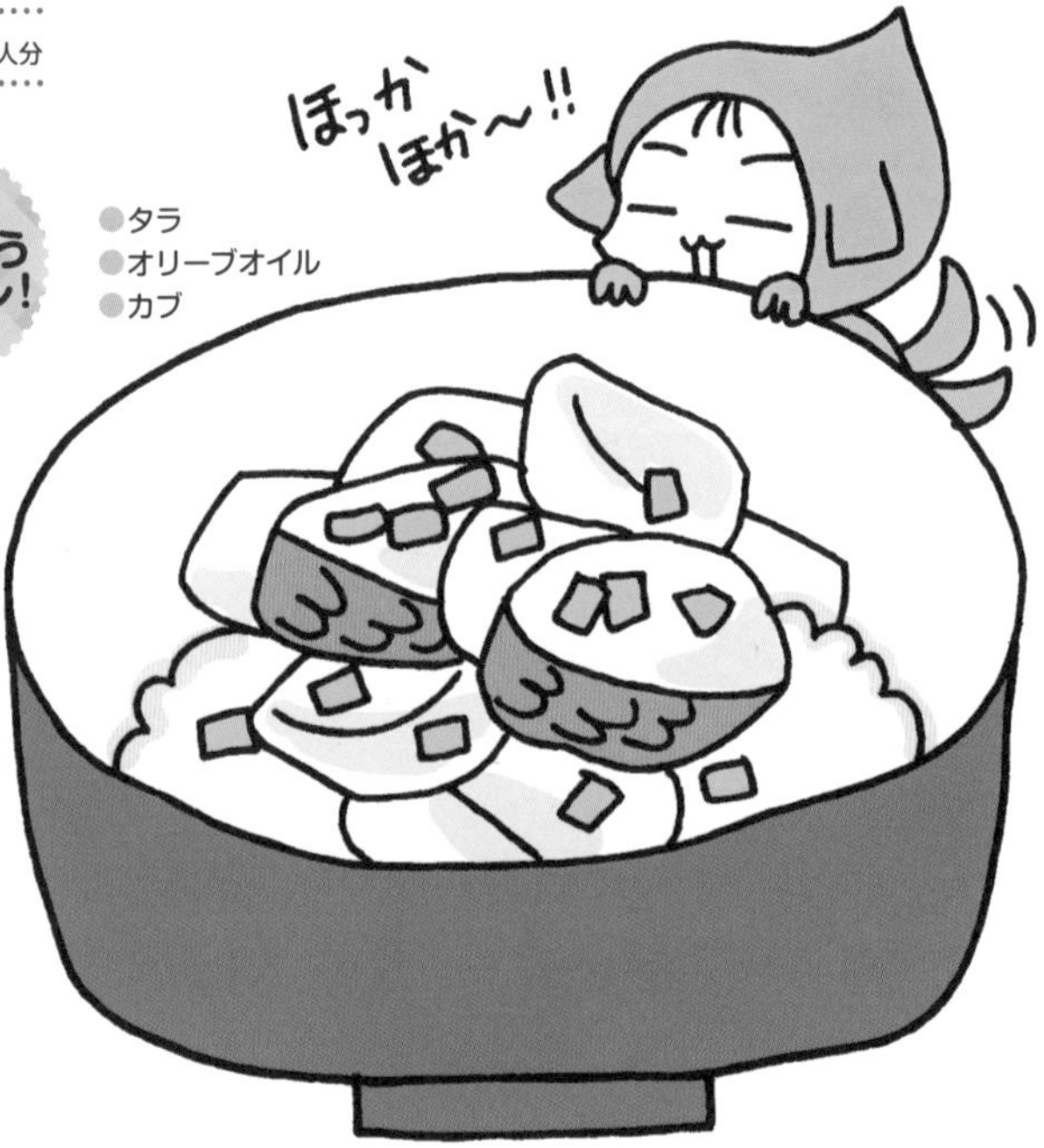

材料(2人分)

ごはん…400g
タラ…2切れ
カブ(葉付き)…2個
ショウガ…1かけ
片栗粉…大さじ1
オリーブオイル…大さじ1
バター…大さじ1
塩…少々
和風だしの素…小さじ1
水…200cc

作り方

❶ タラは水洗いして水分をよく拭き取り、一口大に切って片栗粉をまぶす。
❷ フライパンにオリーブオイルとバターを入れて溶かし、❶のタラを入れてきつね色になるまでよく焼く。
❸ カブの根は皮をむき、1個はくし型に8等分して切り、もう1個はすりおろす。葉っぱと皮は細かく刻んでおく。
❹ フライパンに、くし形に切ったカブと刻んだ葉っぱ(半量)を入れて炒める。水を加えて塩・和風だしの素を入れて一煮立ちしたら、すりおろしたカブと❷のタラを加えて温める。
❺ ごはんをボウルに入れ、カブの葉の残りと皮、千切りにしたショウガを入れてよく混ぜる。
❻ ❺を器に盛り、❹を上からかけて、残りのショウガを散らす。

苦手なパン食もライ麦ならOK！

ライ麦オープンサンド

O型の体質に合わないとされる小麦を避け、ライ麦パンを使ったオープンサンド。トーストしても美味しく食べられる！

275Kcal/1人分

O型に合う食材はコレ！

- ライ麦
- ブロッコリー
- オリーブオイル

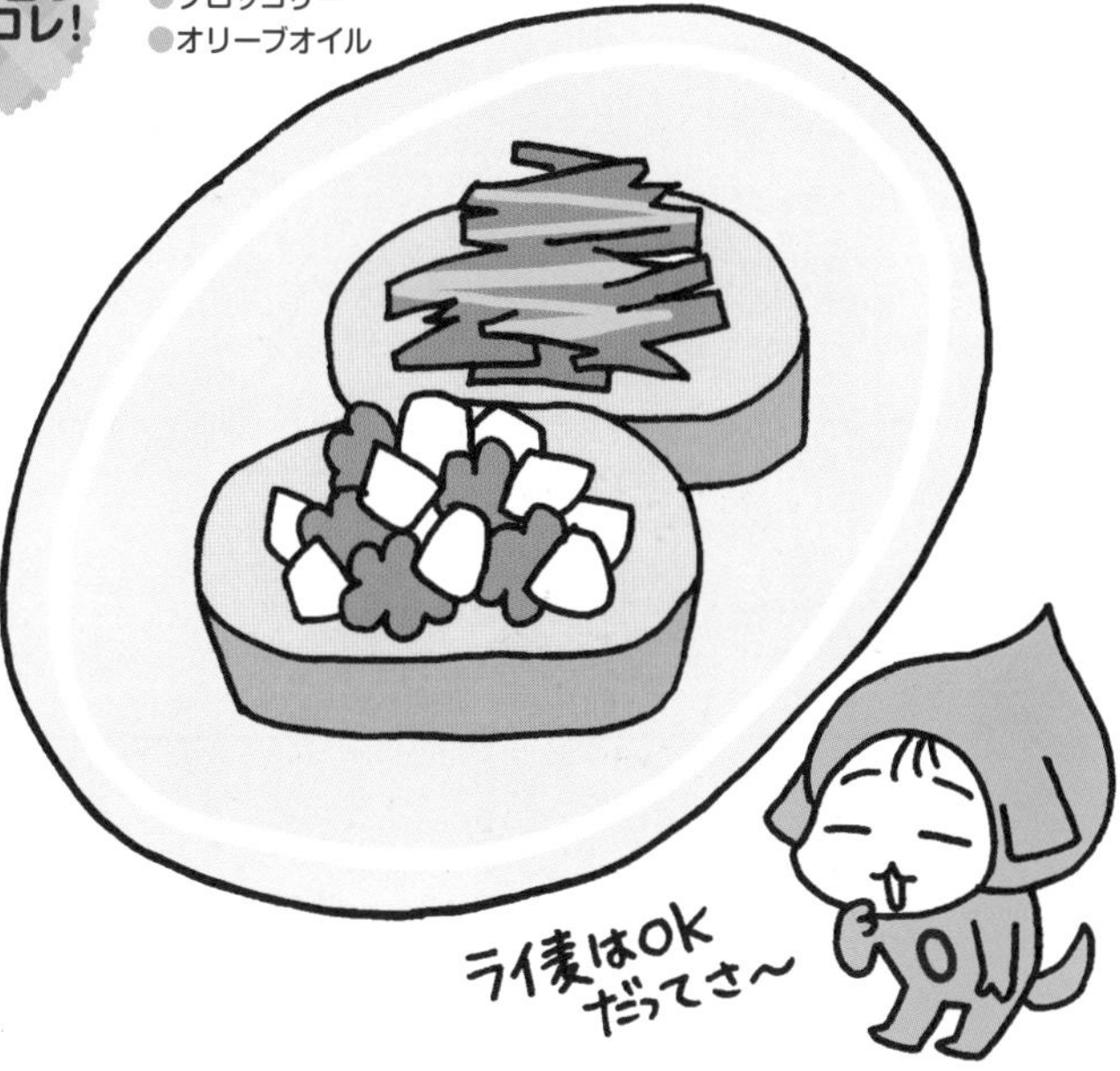

材料(2人分)

ライ麦パン…4切れ
ブロッコリー…1/2株
卵…1個
ニンジン…1/3本
塩…少々
オリーブオイル…小さじ1
マヨネーズ…大さじ1
ハーブソルト…少々

作り方

❶ ブロッコリーは一口大に切り、塩ゆでする。卵は固ゆでにしておく。
❷ ❶のブロッコリーと卵をみじん切りにしてボウルに入れる。マヨネーズで和え、塩で味を整える。
❸ ニンジンは千切りにしてボウルに入れ、オリーブオイルとハーブソルトで和える。
❹ スライスしたライ麦パンに、❷と❸をのせる。

甲状腺の働きをサポート

海藻サラダ

O型の弱点、甲状腺。その働きをサポートしてくれる、ヨウ素を含んだ海藻を使ったサラダ。気分によって、カブやオクラを加えても◎。

73Kcal/1人分

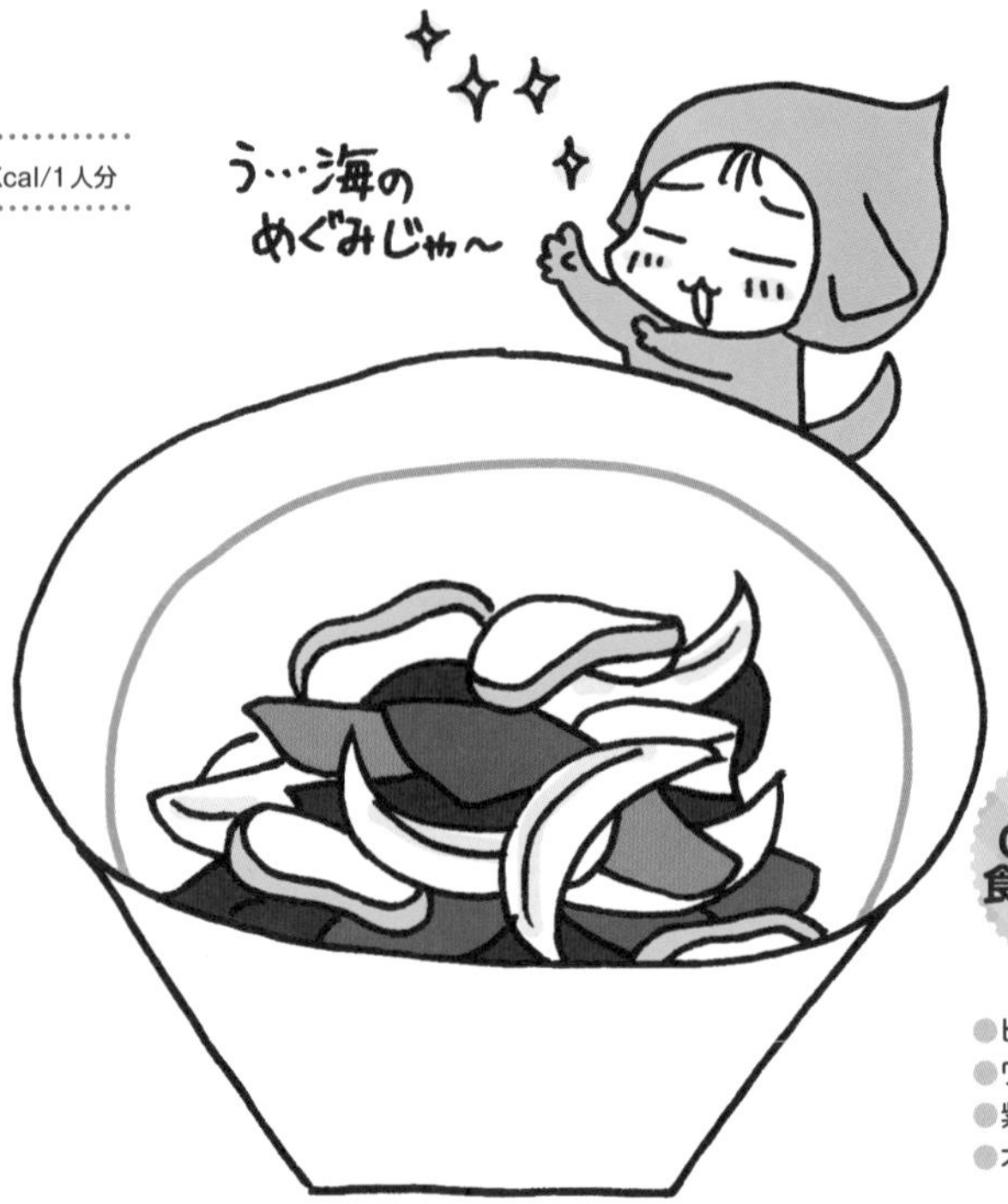

O型に合う食材はコレ!

- ヒジキ
- ワカメ
- 紫タマネギ
- オリーブオイル

材料(2人分)

乾燥ヒジキ…5g
乾燥ワカメ…5g
紫タマネギ…1個
キュウリ…1本
塩…少々
ドレッシング
- オリーブオイル…大さじ1/2
- しょうゆ…大さじ1
- レモン汁…大さじ1

作り方

❶ 乾燥ヒジキと乾燥ワカメは、それぞれ水に浸して戻しておく。
❷ 紫タマネギは半分に切り、繊維に沿って薄切りする。塩もみしてしばらく置く。
❸ キュウリは輪切りにする。
❹ ヒジキとワカメが戻ったら、食べやすい大きさに切っておく。
❺ オリーブオイル・しょうゆ・レモン汁を合わせてドレッシングを作る。
❻ ❶〜❹の海藻と野菜を合わせ、器に盛りつけてドレッシングをかける。

おやつ感覚で食べられる！

サツマイモのきんぴら

野菜の中でもＯ型と特に相性のいい、サツマイモを使ったきんぴら。煮崩れさせないためには、短時間でさっと炒めるのがこつ。

198 Kcal/1人分

Ｏ型に合う食材はコレ！

- サツマイモ
- オリーブオイル

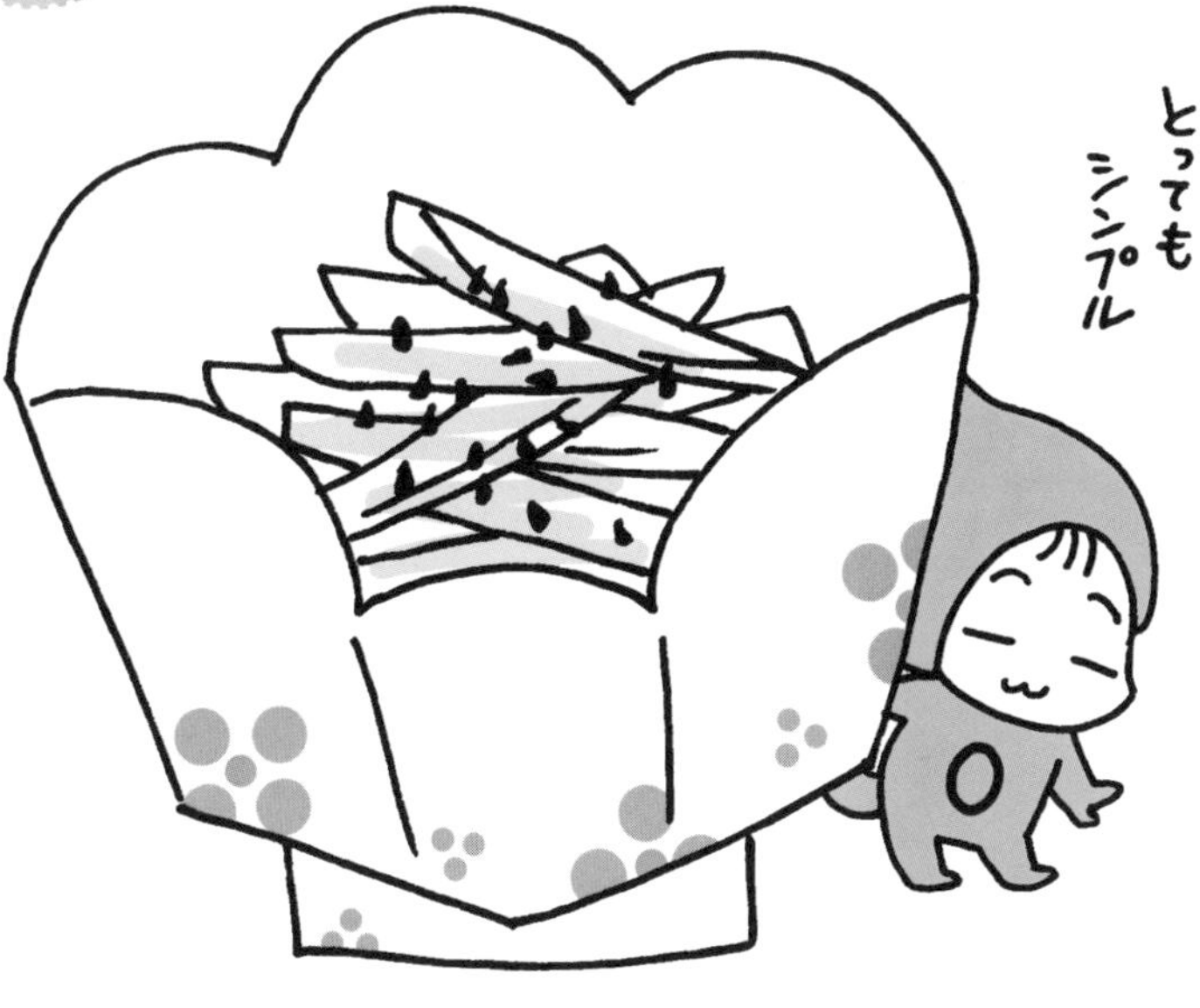

材料（2人分）

サツマイモ（中）…1本
オリーブオイル…大さじ1
だし汁…50c
ゴマ…少々
しょうゆ…大さじ1
みりん…大さじ1

作り方

❶ サツマイモはよく洗い、皮をむかずにななめに薄く切る。何枚か重ねて千切りにし、水にさらしておく。
❷ 鍋にオリーブオイルを入れて熱してから、❶のサツマイモを入れて炒める。
❸ 全体にオイルが回ったらだし汁を加えて全体を混ぜる。
❹ しょうゆ、みりんを加えて混ぜながら炒め、水分がなくなる直前で火を止める。
❺ 器に盛り、最後にゴマを散らす。

Column 2

O型さんにオススメのサプリメント

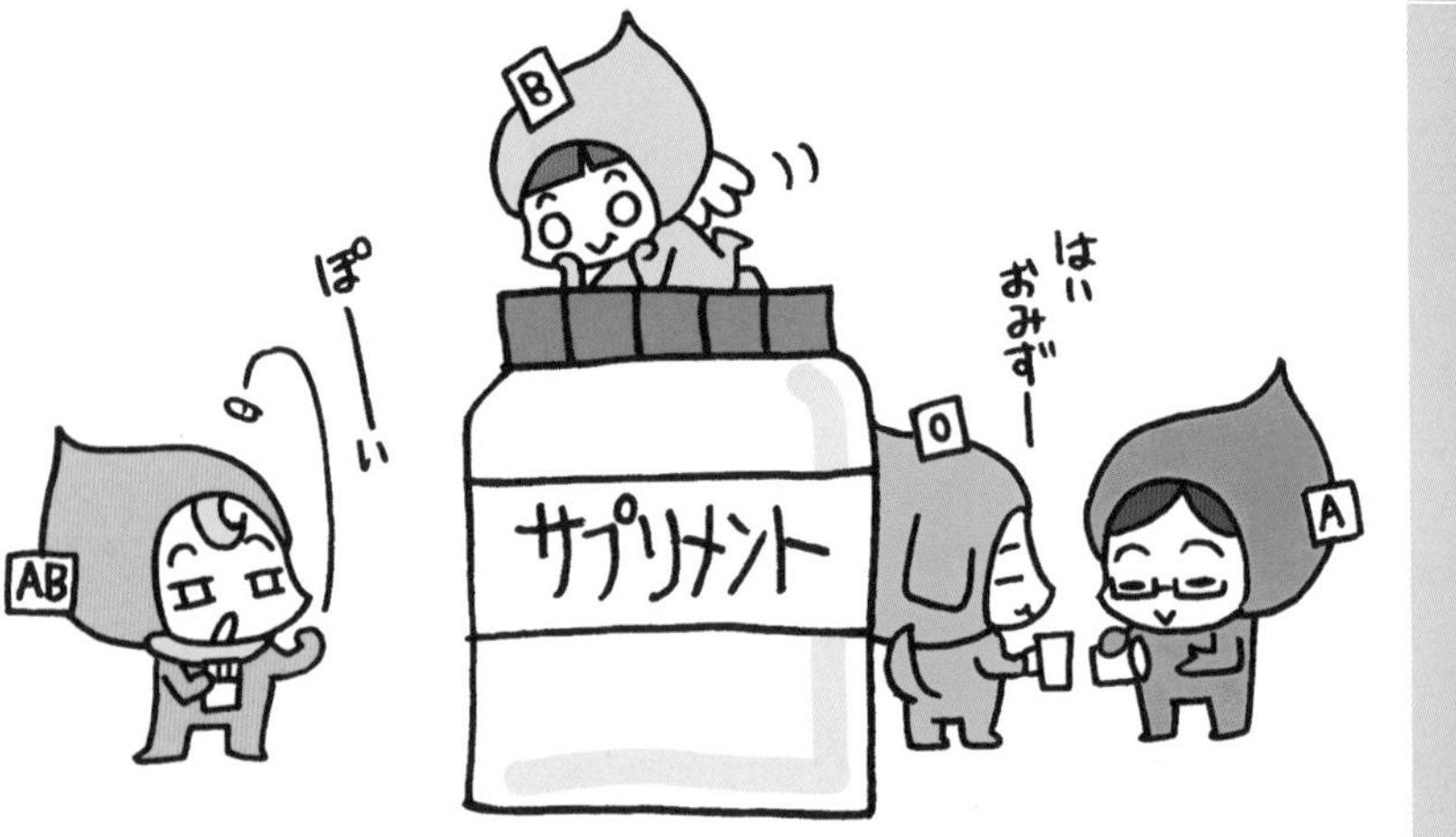

代謝と甲状腺機能を高めるサプリメントをとろう

O型は、代謝が比較的悪く、甲状腺機能が低下しやすい傾向にあります。代謝を高める、炎症を抑える、さらに甲状腺の働きを正常化する、などの目的でサプリメントをとるとよいでしょう。また乳製品があまり体質に合わないので、乳製品からとるべきカルシウムをサプリメントで補給するよう心がけてください。

積極的にとりたいサプリメント

ビタミンB群

代謝を促進する作用がある。

カルシウム

関節炎を起こしやすいO型におすすめ。慢性の関節炎がある場合はマンガンも同時に摂取するとよい。

ヨード(海藻系)

甲状腺機能が低下しやすいO型は、海藻系サプリメントをとったほうがよい。ただし取り過ぎに注意。

ターメリック

抗酸化作用が高いので、酸性体質のO型におすすめ。肝機能を高める効果もある。

第4章

O型さんの生活習慣ダイエット

美しく痩せるためには、食事だけでなく生活習慣の見直しも重要です。規則正しい生活を心がけることはもちろんですが、より健康的に過ごすためのヒントが、血液型にあります。

check!!

O型さんの生活ってこんなふうになりがちだけど…

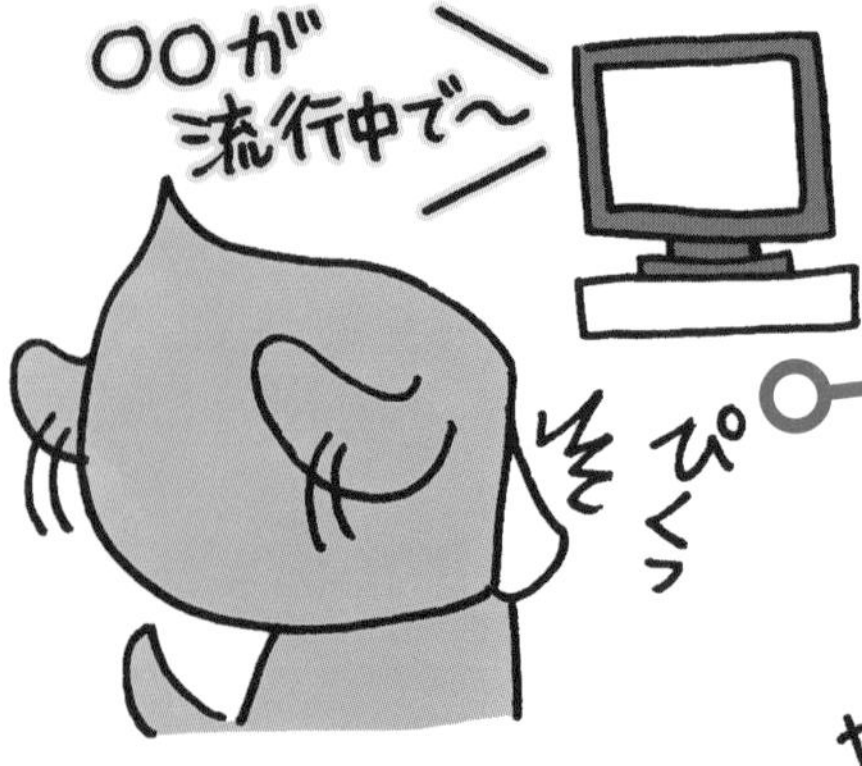

Life style

好奇心旺盛で思い立ったらすぐ行動

▶ 詳しくは P71へ！

Exercise

チャレンジ精神はあるが長続きしない

▶ 詳しくは P72へ！

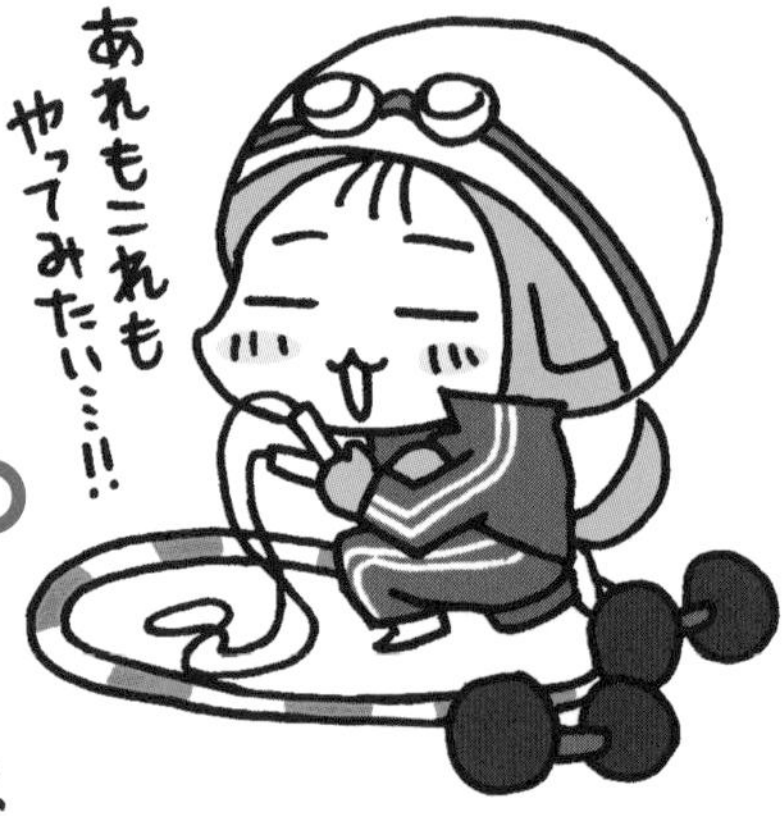

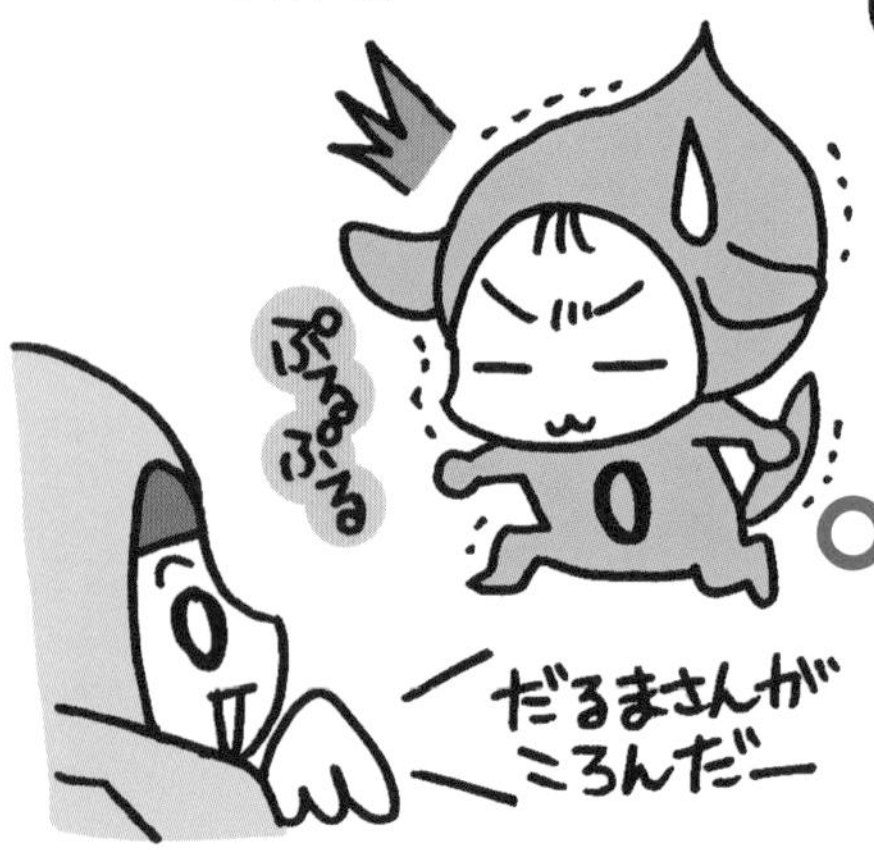

Stress

じっとしているのがストレスに

▶ 詳しくは P76へ！

生活習慣 1

O型さんのダイエット生活はこうしよう

ついついやってしまいがちな日常のちょっとした習慣。もしかして、自分の血液型には悪い影響があるかも?

Q O型さんのダイエットの心得

▶しっかり食べて たっぷり運動しよう A

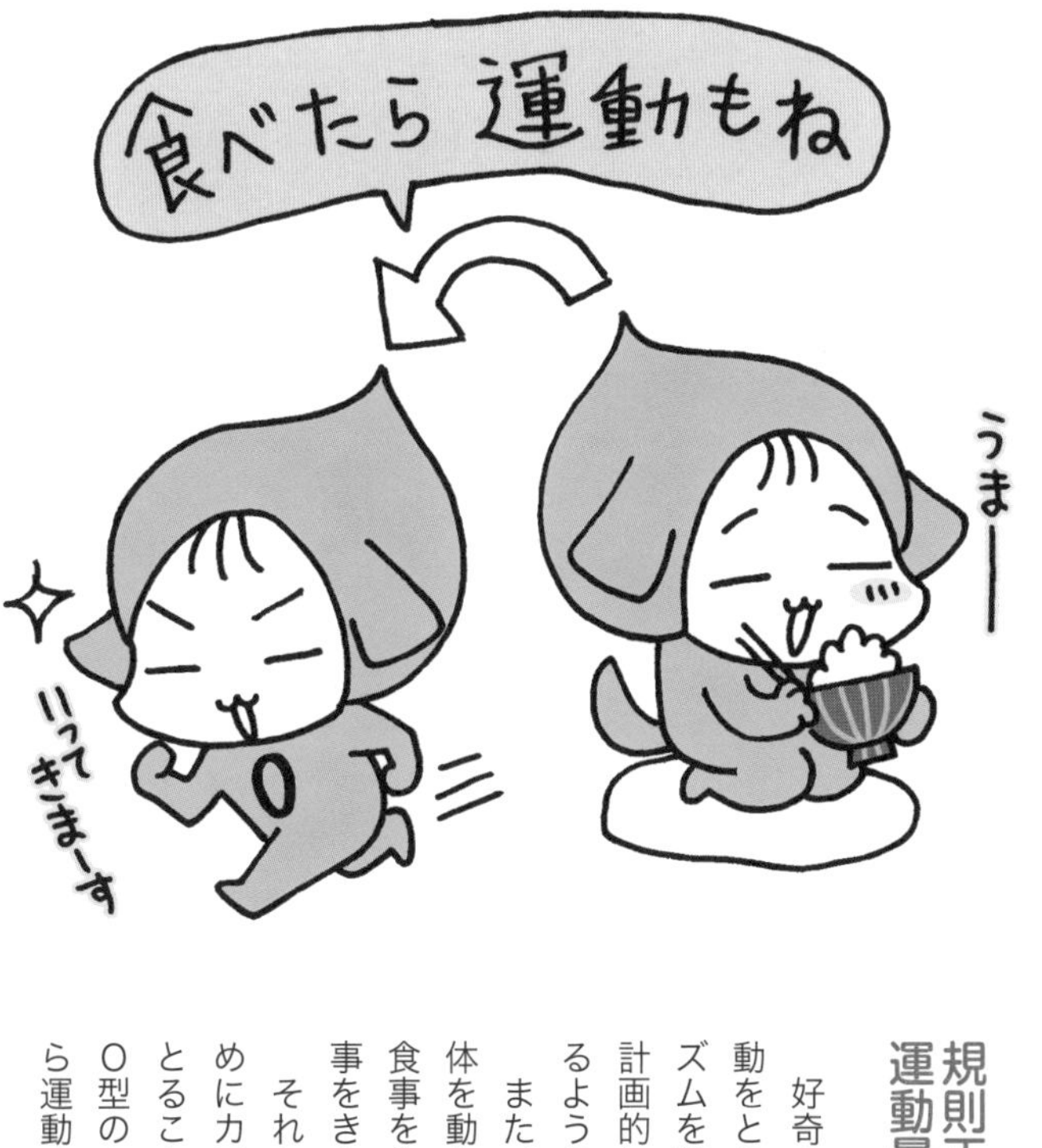

規則正しく生活して運動量を増やそう

好奇心旺盛なため衝動的な行動をとりがちなO型。生活のリズムを整えるために、なるべく計画的に、規則正しい生活をするよう心がけましょう。

また、日常的に激しい運動や体を動かす仕事をしている人は、食事を抜いたりせず、3度の食事をきちんととってください。

それから、ストレス解消のためにカフェインやアルコールをとることはおすすめできません。O型の人は、ストレスを感じたら運動するのが効果的です。

O型さんにおすすめのエクササイズ

効果的なエクササイズも血液型ごとに異なります。自分に合うスポーツを取り入れれば、よりメリハリボディに！

Q O型さんにぴったりなのは？

A ▶ハードな運動やチームスポーツ

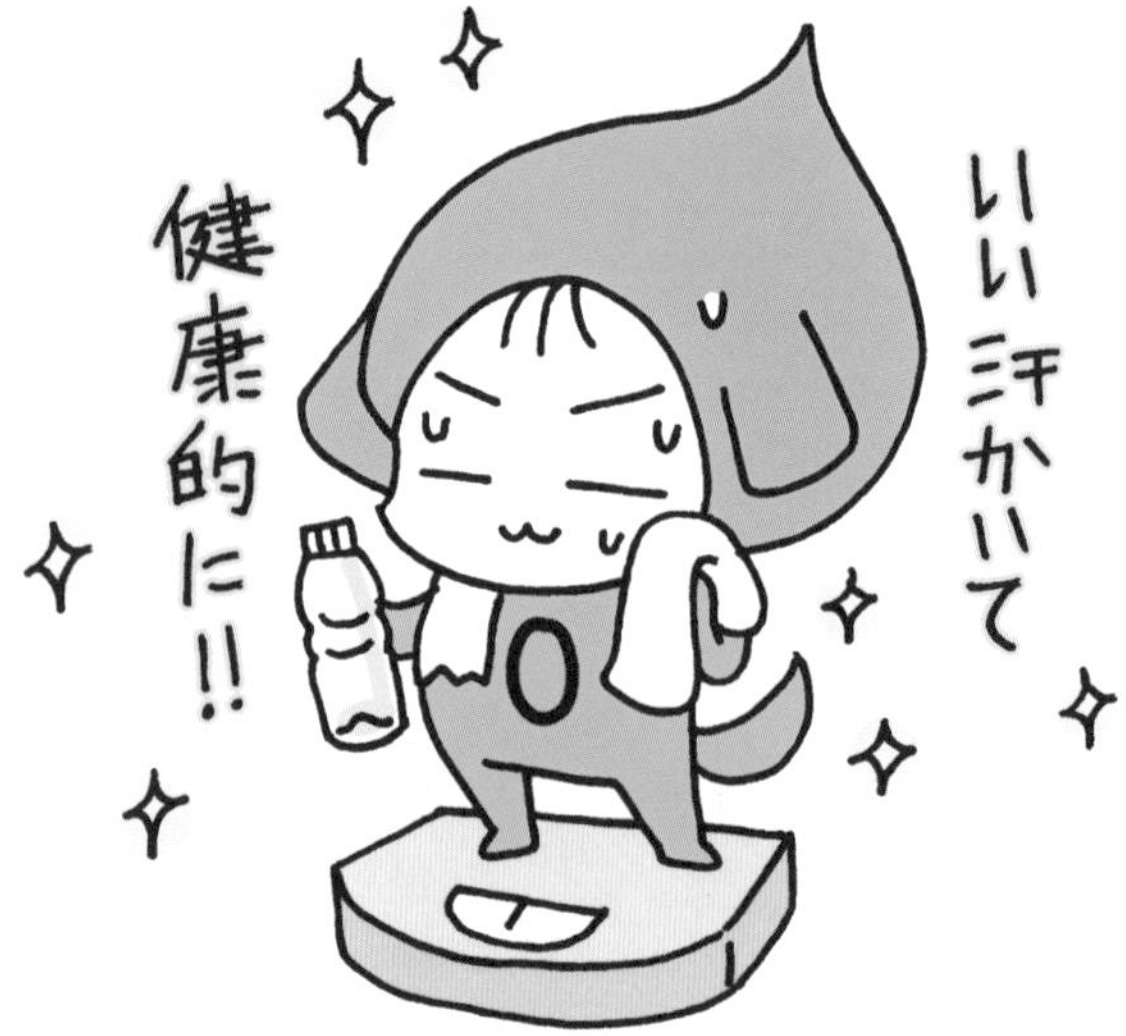

水分補給はこまめに！

激しい運動をする際は特に運動中の水分補給は非常に大切です。砂糖を多く含んでいるスポーツドリンクではなく、O型の体に合う硬水のミネラルウォーターを選ぶようにしましょう。

運動すればするほどO型は痩せられる

O型は、肉を中心とした食事で筋肉が発達しやすい体質です。そのため、パワーがあり、多少ハードな運動にも耐えられる傾向があります。O型の人はできるだけ積極的にダイエットに運動を取り入れてみてください。

ただ、今まで全く運動してこなかった人やしばらく運動していない人は徐々に体を慣らしていく必要があります。また、運動の前後には必ずストレッチをして、筋肉をもみほぐしましょう。

O型さんにおすすめのスポーツはコレ！

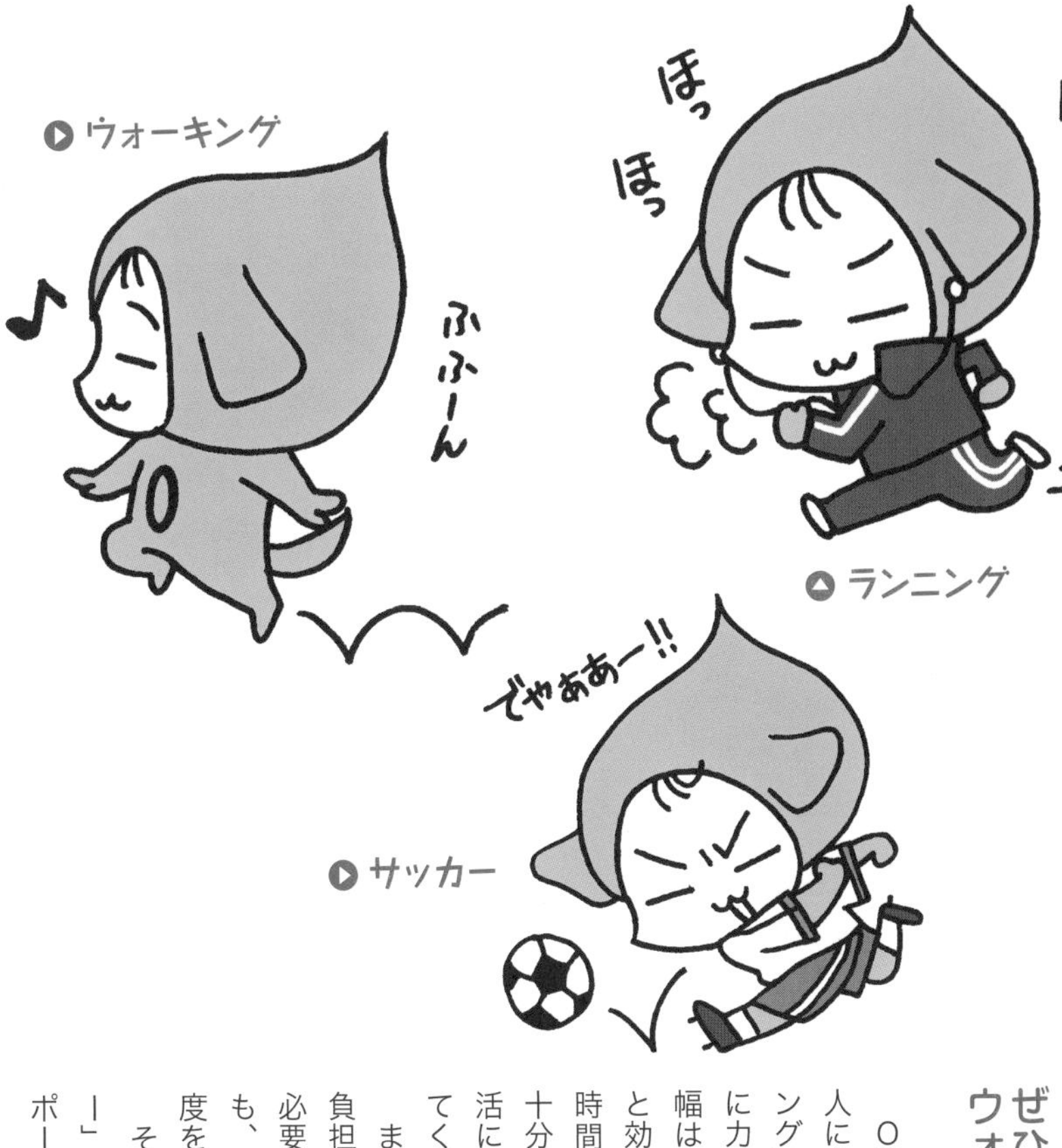

ぜひ続けてほしいウォーキング生活

O型でも運動に慣れていない人におすすめなのは「ウォーキング」です。姿勢を正して下腹に力を入れて歩きましょう。歩幅は大きめに、腕も振って歩くと効果的です。1日30分から1時間、週に2、3日でも効果は十分にありますので、日々の生活に取り入れるところから始めてください。

また、「ランニング」は心臓に負担がかかるため、多少注意が必要です。体に自信がある方でも、あくまで「気持ちいい」程度を心がけてください。

その他、O型の人には「サッカー」など運動量の多いチームスポーツもおすすめです。

エクササイズの効果を高めるダイエットストレッチ

エクササイズを行うと同時に、固まった体をほぐすストレッチを取り入れてみましょう。すべての血液型に有効です。

ストレッチで脂肪燃焼 太りにくい体をつくる

自分の血液型に合った食生活をすれば、体中の細胞が活性化され、余計な脂肪が排出されていきます。その動きをさらに活発にするために、「腰椎《ようつい》エクササイズ」を行いましょう。

ダイエット効果抜群のこのエクササイズは、関節を伸ばし、筋肉を伸び縮みさせるストレッチ運動です。このストレッチ運動は、代謝を高め、太りにくい体をつくるのに有効です。また、スポーツ前の準備運動としても、すべての人におすすめできます。

6カウントストレッチで体を伸ばそう!

1

足を開いて立ち ゆっくり前屈

両足を肩幅よりも少し広めに開いて立った状態から、ゆっくりと前屈します。

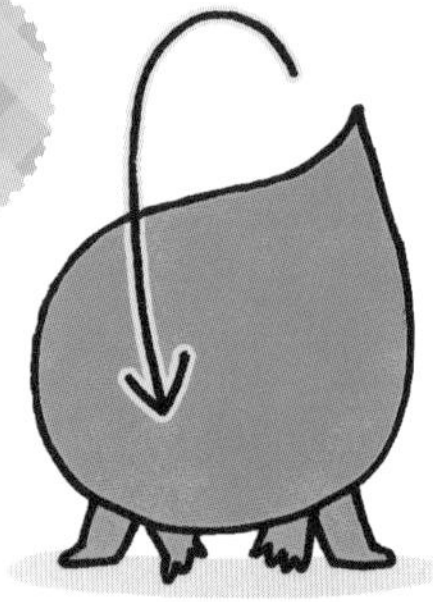

2

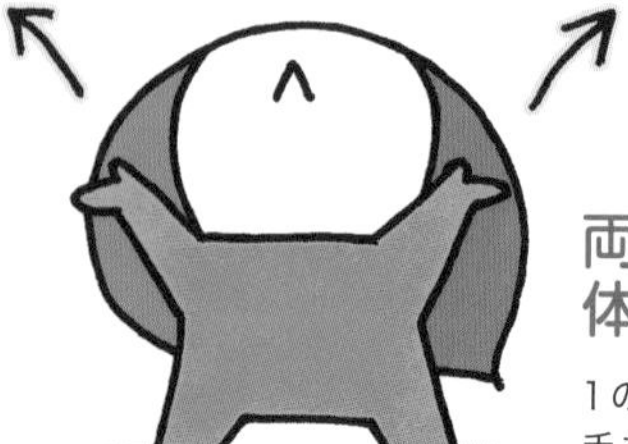

両手を上げて 体を反らす

1の状態から、そのままゆっくりと両手を上げ、体をできるだけ後ろへ反らします。

3 片手を上げて横に反る

片手を腰に当て、もう片手は上げて耳につけて、そのまま体を横に倒します。反対側も同様に。

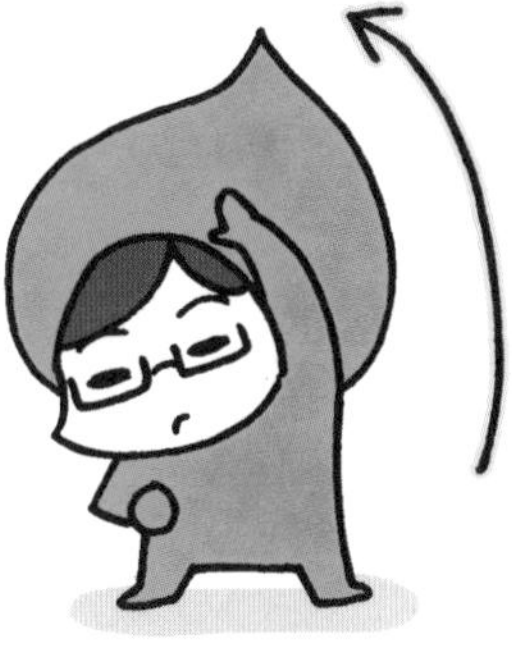

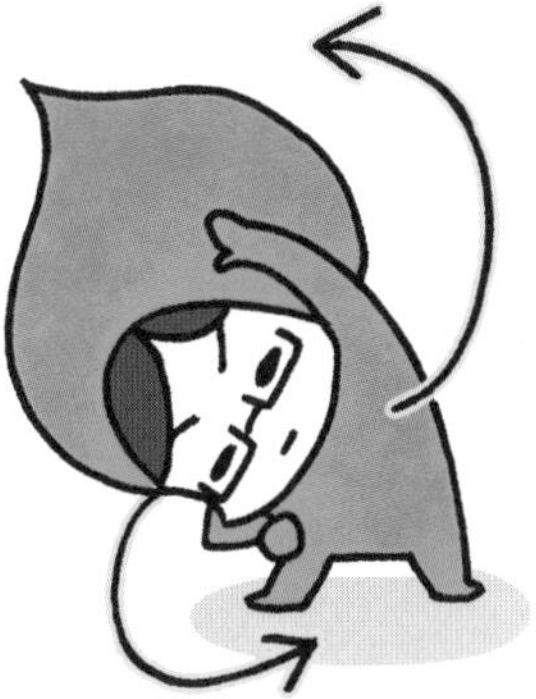

4 腰をひねり体を斜め前に倒す

片手を腰に当て、もう片手は上げて耳につけます。手を当てたほうの腰を45度前にひねり出し、同時に体を斜め前方にひねり倒します。反対側も同様に。

5 腰をひねり体を斜め後ろに倒す

片手を腰に当て、もう片手は上げて耳につけます。手を当てた方の腰を45度後ろにひねり出し、同時に体を斜め後方にひねり倒します。反対側も同様に。

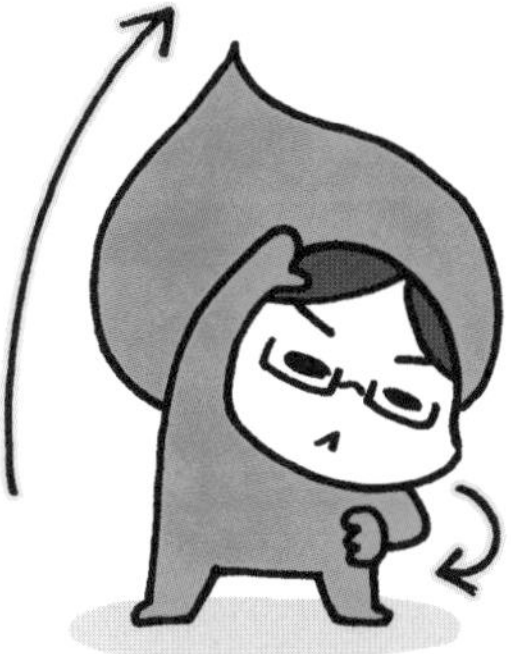

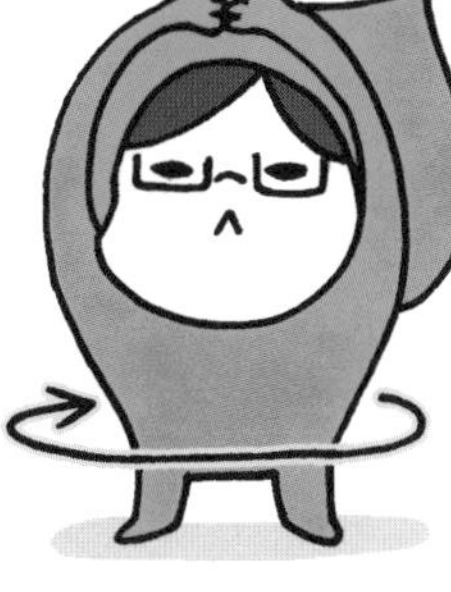

6 上半身を左右に回す

両手を頭の上で組み、上体をぐるりと右に回します。反対側も同様に。

生活習慣 4

O型さんのストレス解消法

ストレスもダイエットの大きな敵。上手に解消するためのカギもやはり血液型にあります。まずは自分のストレスの見極めを。

Q O型さんのストレスの感じ方は?

▶じっとしていることがストレスになる A

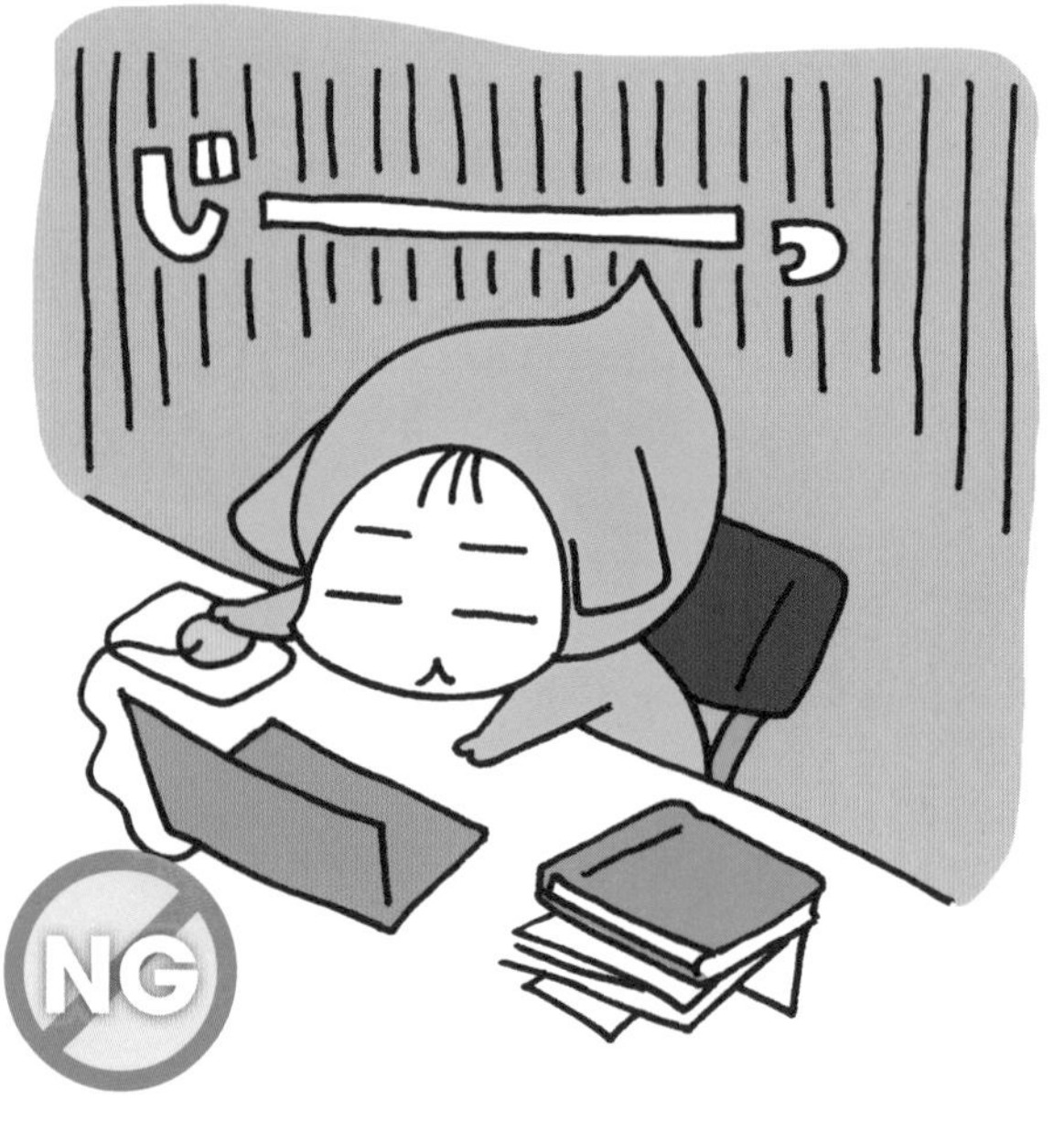

ダイエットの敵は3つのストレス

ストレスには「化学的ストレス」「構造的ストレス」「精神的ストレス」があります。そして、この3つのストレスこそが「ダイエットの敵」なのです。

「化学的ストレス」は、体を構成する化学的成分が偏ってしまうことで起こります。体に合わないものを食べていると知らないうちに「化学的ストレス」がたまり、体の不調や肥満の原因となります。これを解消してくれるのが、これまで紹介した血液型別の食事法です。

O型さんにおすすめのストレス解消法

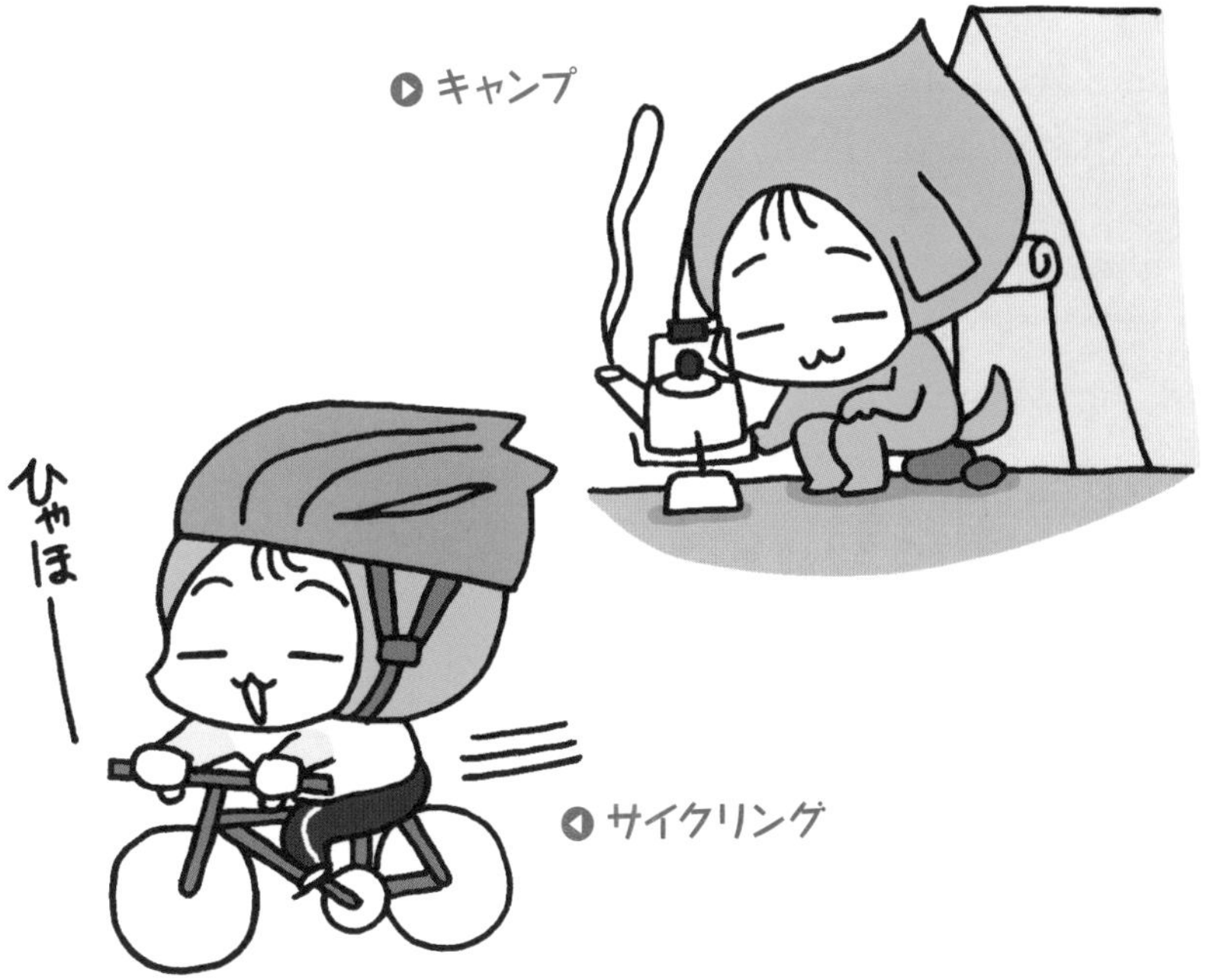

精神的ストレス解消もダイエット成功のカギ

2つめの「構造的ストレス」は、ギックリ腰やムチウチ症など、骨や筋肉などの構造的バランスの崩れが原因。予防にはストレッチで正しい姿勢をつくることが有効です。3つめの「精神的ストレス」は、人間関係や生活の中で感じるイライラやプレッシャーから生じます。これは、エクササイズや趣味で解消するのが効果的。特に、エネルギッシュで行動的なO型は、じっと動かないでいることがかえってストレスに。余暇も部屋で静かにしているより、サイクリング、登山など活動的なアウトドア・スポーツを積極的に楽しむのがおすすめです。

Column 3

みんなのダイエット報告会

1 A型さんの場合

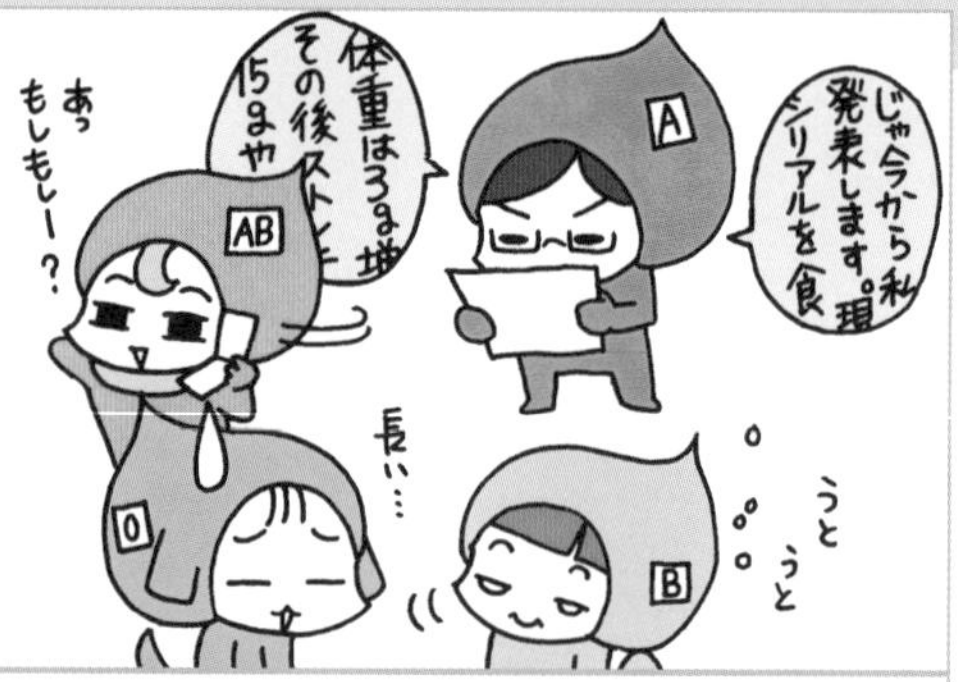

2 B型さんの場合

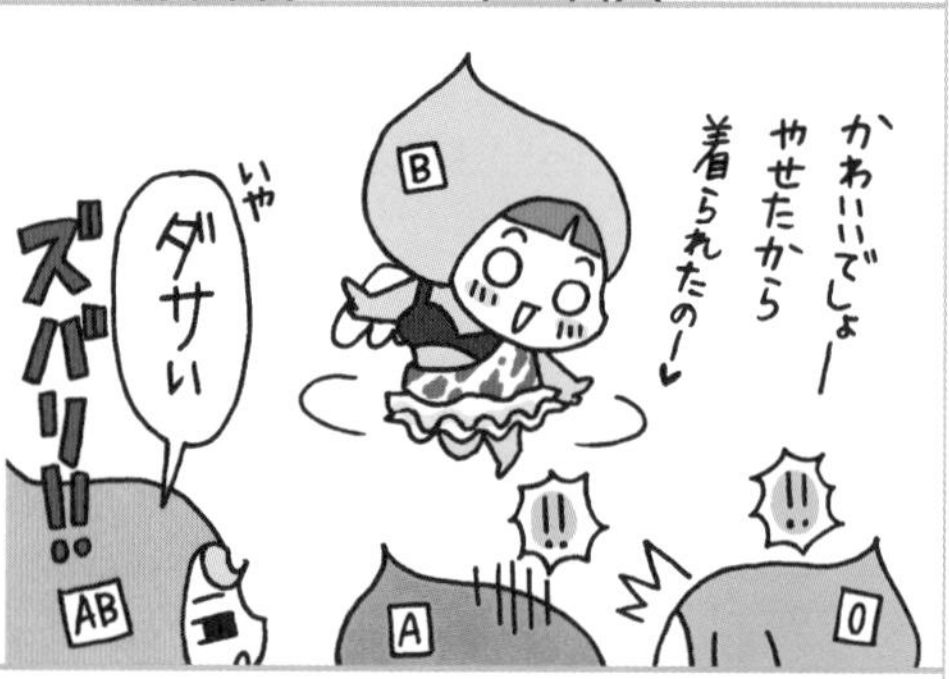

3 O型さんの場合

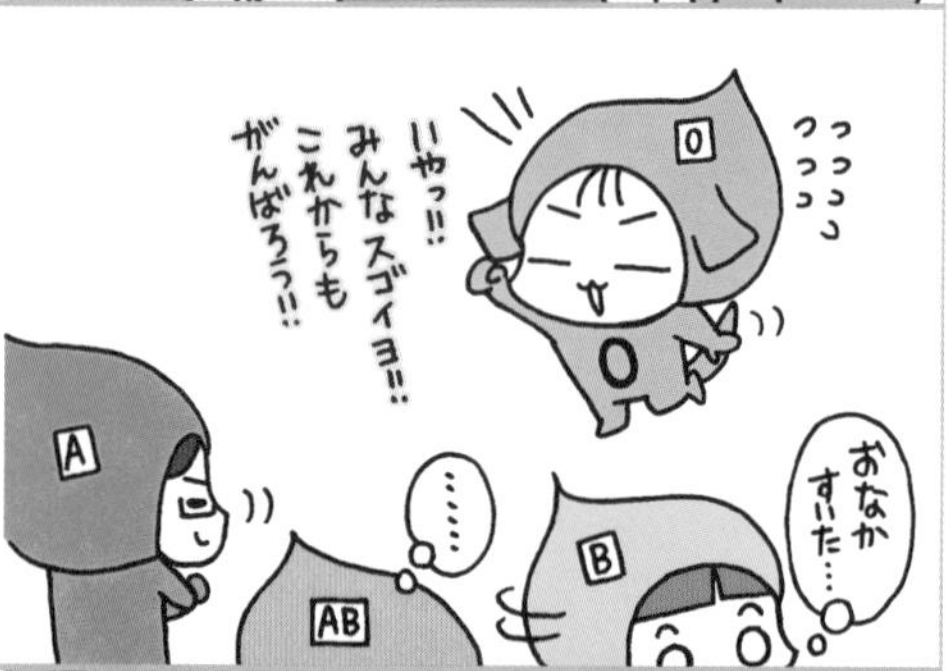

4 AB型さんの場合

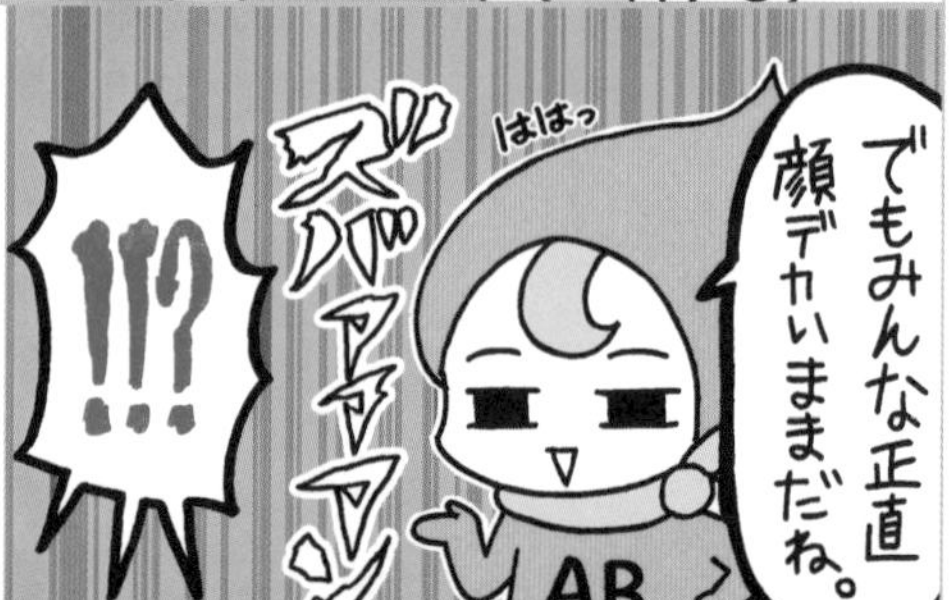

＼＼ダイエット成功！／／

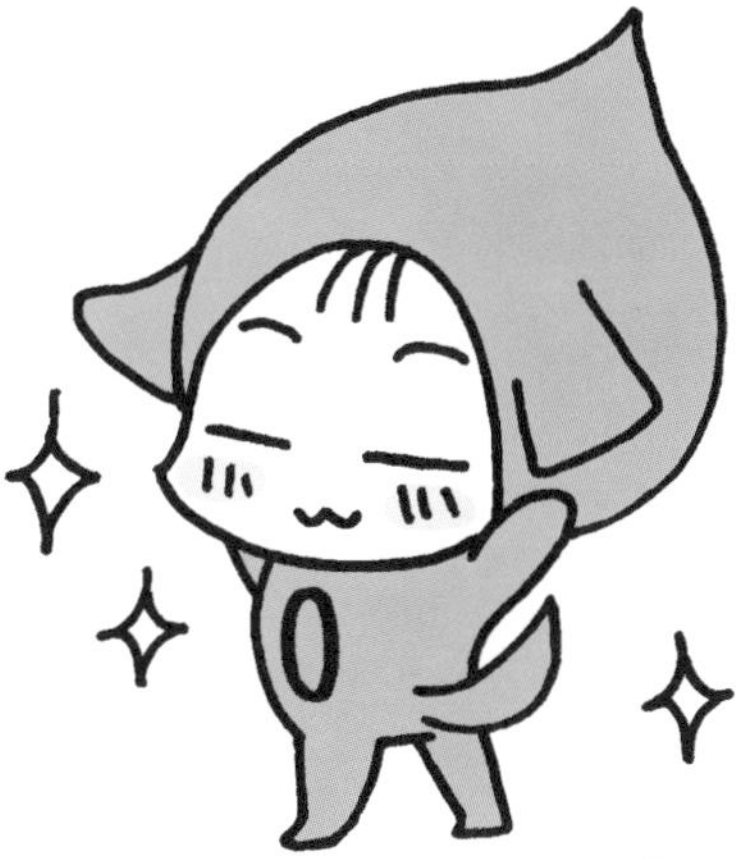

著者紹介

中島旻保（なかしま・ふみやす）

1949年、富山県生まれ。中島カイロプラクティックセンター院長、日本統合医療学会代議員、臨床ゲノム医療学会ゲノムドクター認証医。米国アイオワ州パーマーカイロプラクティック大学にて、基礎医学から小児科学、産婦人科学、心理学まで幅広く習得。その後、臨床診断学、X線学を専攻し、独自の自然医療を確立する。現在、米国連邦政府公認ドクターオブカイロプラクティック（D.C.）として診療を行う傍ら、講演や雑誌、書籍の執筆、メディアへの出演など幅広く活躍中。著書に『O型は深夜に焼肉を食べても太らない?』（講談社+α新書）など。

スタッフ

イラスト　**アサイチエ**
装丁　**鈴木大輔・江崎輝海（ソウルデザイン）**
本文デザイン・DTP　**伊藤えりか、末永彬子（ライラック）**
レシピ監修　**上野穂奈美**
編集協力　**小酒真由子**
　　　　　株式会社KWC

本書の内容に関するお問い合わせは、お手紙かメール（jitsuyou@kawade.co.jp）にて承ります。恐縮ですが、お電話でのお問い合わせはご遠慮くださいますようお願いいたします。

参考文献

前川輝光『血液型人間学 - 運命との対話』（松籟社）1998年／ D・D・パーマー『Nutritional Science Notebook』（Palmer College of Chiropractic）1975年／ピーター・J・ダダモ『ダダモ博士のNEW血液型健康ダイエット』（集英社文庫）2004年／藤田紘一郎『血液型の科学』（祥伝社）2010年／三輪史朗『血液とからだ』（創元社）1981年

新装版　血液型ダイエット
O型さんダイエット

2012年12月30日　初版発行
2020年1月20日　新装版初版印刷
2020年1月30日　新装版初版発行

著　者　**中島旻保**
発行者　**小野寺優**
発行所　**株式会社河出書房新社**
〒151-0051　東京都渋谷区千駄ヶ谷2-32-2
電話　03-3404-1201（営業）／03-3404-8611（編集）
http://www.kawade.co.jp/

印刷・製本　**図書印刷株式会社**

Printed in Japan
ISBN978-4-309-28778-2

*本書は2012年12月に小社より刊行いたしました、同タイトルの書籍の新装版です。